本邦初!!

目からウロコ！

パワーレス
大腸内視鏡挿入法
マスターガイド

Web動画付

結城美佳 著

推薦の言葉

2017年の癌死亡原因のトップは，男性は肺癌（2位胃癌，3位大腸癌）で女性は大腸癌です（2003年に大腸癌が胃癌を抜きトップに）．また2017年の大腸癌死亡数をみると男性の27,334人に対し女性は23,347人と，大腸癌は肺癌や胃癌と比べて男女間の差が小さい，すなわち女性の死亡数が相対的に多いという特徴があります．

ところで，この女性の大腸癌死亡数が多いことには，わが国における大腸内視鏡医の圧倒的多数が男性であることが大きく関係しています．というのも女性にとって異性である男性に大腸の検査をしてもらうことは恥ずかしいことで，その羞恥心から大腸内視鏡検査を受ける機会を逃し，それが大腸癌の発見の遅れに繋がっているのです．

これに対しては女性の大腸内視鏡医の育成が有用なのですが，本書はこのような環境の中で日本消化器病学会「女性医師の会」島根県代表である結城美佳先生が執筆されたものです．本書は今まで結城先生が培ってきた大腸内視鏡挿入法に関するノウハウのすべてがわかりやすく盛り込まれており，とくに言葉だけでは理解しにくいときに即座に動画で確認できるという大きな特徴があります．

ところで，本書に書かれている挿入理論の構築には結城先生の上司にあたる駒澤慶憲先生の協力が極めて大きかったことをここに紹介しておきたいと思います．ただし「パワーレス挿入法」という面白い挿入理論を作り上げている際にはお二人の主従関係は逆転していたものと思われますが……．そして，お二人とも私が2000年7月に発足させた二木会（https://nikikai.wixsite.com/nikikai）という大腸内視鏡挿入法の勉強会の中心的メンバーで，人に教えることが何よりお好きな方々です．

本書は，これから大腸内視鏡挿入法をマスターしようとしている女性医師はもちろんのこと，無駄な力を排除した独特の挿入理論は男性の大腸内視鏡医にとってもきっと役立つものと，私が自信を持って推薦できる一冊です．

2019年10月

松島病院大腸肛門病センター　松島クリニック

診療部長　**鈴木康元**

はじめに

パワーレス大腸内視鏡挿入法とは*!?*

　大腸内視鏡挿入法は，定期的に消化器関連の雑誌で特集号が組まれたり，学会でも人気セッションとなったりするなど，今でも内視鏡医にとっての「永遠のテーマ」です．

　アングル操作と挿入を別々に行っていた2人法の時代から考えると，機器の改良と挿入法理論が飛躍的な進化を遂げ，おそらく世界で最も有名な挿入法である「軸保持短縮法」をはじめ，さまざまな挿入法が提唱されており，多くの「How-to本」があります．

　初学者だけでなくベテラン医師であってもなお，大腸内視鏡を行うからには，苦痛が少なく，安全かつ質の高い検査を行うため，患者さんのために日々研鑽を積む責務があるのはもちろんですが，とにかく「うまい*!*」とわれる内視鏡医を目指して工夫をしています（そう*!*　うまくなりたいから頑張るのですよ．もちろん筆者自身もそうです）．

　大腸内視鏡挿入は検査医の技量の差が大きな手技でありますので，一目おかれるようみんなで頑張りましょう（^^）.

　今回，本書で解説する「パワーレス大腸内視鏡挿入法（パワーレス挿入法）※」は，"内視鏡をねじって保持・操作する"ことから右手が解放されるという点で，近年どんどん増えつつある女性内視鏡医にとって有効と考えます．

※当然ですが，大腸内視鏡に腕力としての「パワー」が必要と考えているわけではありません．スコープでねじって保持することから解放される「パワーレス」と理解してください．

　女性医師はどう頑張っても一般論として握力が男性医師より弱いので，大腸内視鏡を他の男性医師と同じようにやろうとしても不利なところもあってなかなか上達せず，「大腸は苦手」と思ってしまっている若い女性内視鏡医がいることは大変残念なことです．

　そのような女性内視鏡医に勧めているのがこの「パワーレス挿入法」です．

　そう，女性のほうが一般的に男性より握力と腕力が弱いのはなにも差別ではなく，自然なことです．男性が言うとセクハラになるかもしれないこのご時世ですが，筆者は女性代表としてあえて強調させてもらいます．もちろん男性医師でも力を使わず"楽"に大腸内視鏡検査ができるのは良いことに決まっているでしょう*!*　内視鏡医の手に力が

入らず無理がないということは，患者さんの腸にも無理な力が伝わらず，苦痛が少なく安全な検査になるはずです．

　大腸内視鏡挿入法（本書では以下，「パワーレス挿入法」）を"ことば"で理解するのはなかなか難しいことだと思います．私は普段，頭のなかで，言葉より映像で物事を考えているタイプですから，この本を書くに当たり，パワーレス挿入法を言語化するのは，結構大変でした……．

　今回たくさんの動画を配した本書で，パワーレス挿入法が皆さんにうまく伝わりますように．

2019年10月
出雲市立総合医療センター内視鏡センター長
結城美佳

目 次 CONTENTS

推薦の言葉…iii

はじめに…iv

動画閲覧方法のご案内…viii

まず全体の流れを見てみよう！…`動画` `▶` ix

第1章　`基礎編` －パワーレス挿入法実現のポイント－

①　スコープの持ち方を見直そう ………………………………………… 2
- **1** ユニバーサルコードの位置 ………………………… `動画` `▶` 2
- **2** 左手の位置 ……………………………………………………… 4
- **3** スコープネックの位置 ……………………………… `動画` `▶` 6
- **4** 右手の位置 ……………………………………………………… 9
- **5** スコープ全体の形とポジショニング ……………………… 11

②　スコープの動きを見直そう …………………………………………… 14
- **1** 「寄せる」（右手の動き） ……………………………… `動画` `▶` 14
- **2** 「あげる」（左手の動き） ……………………………… `動画` `▶` 15

③　挿入時のちょっとしたコツと注意点 ……………………………… 20
- **1** 自然な挿入状態をチェックするタイミング …………………… 20
- **2** 赤玉禁止 ………………………………………………………… 21

④　パワーレス挿入法の極意 …………………………………………… 24
- **1** てこを使う ……………………………………………… `動画` `▶` 24
- **2** しなりを推進力に ……………………………………… `動画` `▶` 26

第2章　`実践編` －目からウロコ！パワーレス挿入法習得術－

①　目からウロコの　狙うは「ン」 ……………………………………… 34
- **1** 「ン」のイメージ …………………………………………… `動画` `▶` 35
- **2** 「ン」を使った進め方 …………………………………………… 37

vi

② 目からウロコの 「くるくるぽん！」 ……………………………………………… 48
　① 「くるくるぽん！」のイメージと進め方 …………………………… 動画 ▶ 48
　② 「くるくるぽん！」の原理 ……………………………………… 動画 ▶ 54
　　SDj 攻略後 下行結腸から脾彎曲まで ……………………………………… 60

③ 目からウロコの 「ぱーっくん」 ……………………………………………… 64
　① 「ぱーっくん」のイメージと進め方 ………………………………… 動画 ▶ 69
　② 「ぱーっくん」の原理 ………………………………………… 動画 ▶ 69
　　横行結腸を抜けた後 肝彎曲から盲腸まで ………………………………… 72

あとがき…76
執筆者紹介…77
索引…76

Column　イグアナの独り言 ―大腸内視鏡検査ワンポイントアドバイス―

内視鏡室の配置…7 / スコープとカメラ…8 / 挿入時間を意識する…13 / 内視鏡の特性を知り，活かす… 動画 ▶ 17 / 二酸化炭素送気… 動画 ▶ 22 / 送気と送水…23 / うまく入る「画面」を作り出せ…29 / 内視鏡の視野って…44 / 抜けてしまうのが「もったいない」は捨てましょう…45 / ブレークスルーはきっとくる！…61 / 挿入法の「お作法」…73

Road to Powerless ―駒澤部長は見た！ パワーレス挿入法誕生秘話―

第1話　小さなガラパゴス諸島での結城先生と運命 (!?) の再会…18
第2話　衝撃！ あまりに独創的な内視鏡スタイル！ 新種の大発見だ！…30
第3話　「くるくるぽん！」と「ぱっくん，ぱっくん」!?おまえは長島茂雄か！…46
第4話　よ〜し！ だったらまずはワシが結城の挿入法をマスターしてやる!!…62
第5話　パワーレス挿入法をもっともっと広めたい！…74

illustration：鐘築嘉彦（Road to Powerless, column+point アイコン，執筆者紹介）

vii

動画閲覧方法のご案内

- 本書では、QRコードを読み込むことで、動画を閲覧することができます
- 動画は映像のみで音声は含まれていません
- 動画の閲覧方法は以下の通りです

動画の閲覧方法

①以下のURLかQRコードで、本書「特設サイト｜ログイン画面」にアクセスしてください

　[http://www.kinpodo-pub.co.jp/powerless]

②ログイン画面で、下記のシリアルコードを入力してから「ログイン」ボタンを押してください

　　34025

③特設サイトにログインいただくと、書籍内の動画番号とタイトルがリストアップされますので、該当する番号／タイトルを選んでいただくことで各動画を閲覧することができます

その他の閲覧方法

- 本書内では、サムネイル画像の横に、個々の動画のQRコードも配置しています
- 閲覧方法は、上記の手順と同じです（すでにログインいただいている場合は、手順を省略できます）
- サムネイル画像の横のQRコードからは、対応する動画をすぐに閲覧することができます

※閲覧環境について（2019年10月現在）

- 以下の環境で閲覧できることを確認しておりますが，お使いの端末環境によっては閲覧できない可能性もございます

　　Windows：10

　　Macintosh：10.14

　　Android：8.0，9.0

　　iOS：12.4.1

- また，インターネットへの接続環境によっては画面が乱れる場合がございますので，あらかじめご了承ください
- ブラウザは最新バージョンにアップデートしてください

まず全体の流れを見てみよう！

では，さっそく始めましょう！

「百聞は一見に如かず」．まずはパワーレス挿入法の全体の流れについて，コロンモデルを使った実際の動画をもとに，様々な角度から見てみましょう．

はじめはよくわからない所もあるかもしれませんが，本書で紹介する"構え（ポジション）"と"技（テクニック）"をすべてマスターすれば，あなたも同じことができます．予備知識のない研修医は素直にあっさりやってのけます．さぁ「邪念」を捨てて，Let's try！

第2章で出てくる一つひとつの技を見てから，この全体の動画振り返ってみてください．きっと見るたびに違うコツが見えてくることでしょう．

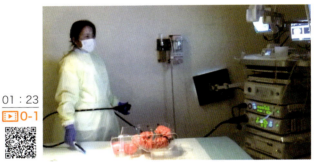
動画1 パワーレス挿入法の実際（右手側から）

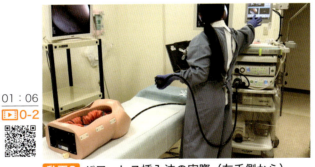
動画2 パワーレス挿入法の実際（左手側から）

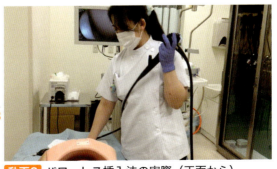
動画3 パワーレス挿入法の実際（正面から）

第1章

基礎編

ーパワーレス挿入法
実現のポイントー

① スコープの持ち方を見直そう ……………… 02

② スコープの動きを見直そう ………………… 14

③ 挿入時のちょっとしたコツと注意点…… 20

④ パワーレス挿入法の極意 …………………… 24

第1章　基礎編 －パワーレス挿入法実現のポイント－

1 スコープの持ち方を見直そう

Check point

1. ユニバーサルコードは左腕の外へ出し，左手首の自由度 up！
2. 左手（＝内視鏡グリップ）を体の前で90度展開
3. 左手を動かすときにはスコープネックの位置を意識して！
4. 右手はこまめにスコープから完全解放！
5. 体の前での「シャフトの面」を意識する

1 ユニバーサルコードの位置

　このパワーレス挿入法は，左手首の自由度が大変重要なポイントとなります．

　自分の内視鏡の構え，内視鏡のユニバーサルコードが普段どうなっているかを思い出してください（できれば実際に構えてみてください）．

　パワーレス挿入法では，左手首の可動域を有効利用できる内視鏡グリップの持ち方を推奨しています（図1）．内視鏡グリップ（操作部）を左手のひらに乗せるように持ち，ユニバーサルコードが左手首の外へくるようにします．

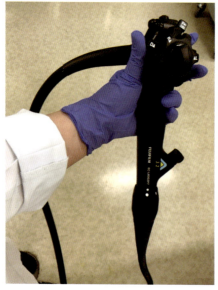

図1 パワーレス挿入法における内視鏡グリップの持ち方（左手）
左手首の動きの自由度を大きくするために，ユニバーサルコードは左前腕の外（＝後ろ）を通ります．

慣れないうちは内視鏡が安定しないような気持ちになるかもしれません．

でも大丈夫！

思い切って左手首を解放してください！

Check point 1 ユニバーサルコードは左腕の外へ出し，左手首の自由度 up！

用語 ─ ユニバーサルコード

ユニバーサルコードとは，スコープと内視鏡の光源装置（＝タワー）をつなぐコードのことです．

通常，内視鏡を始めたときに基本中の基本である内視鏡を持つ姿勢として，内視鏡を左手の親指と人差し指の間にユニバーサルコードを引っかけ，そのユニバーサルコードは親指をまわって前腕の内側にくる状態で教わったと思います（図2 A）．しかし，あえてこのパワーレス挿入法では左手首を解放するため，そのユニバーサルコードを左前腕の外へ持ってみてください（図2 B）．

A 通常内視鏡の持ち方　　　　B パワーレス挿入法の持ち方

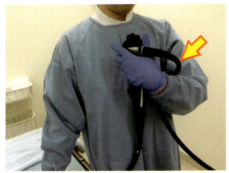
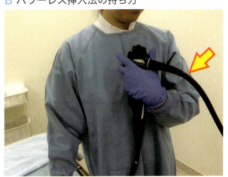
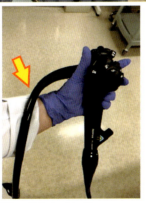

図2 内視鏡の持ち方（左手）
Aでは手首の内側にあるユニバーサルコードが左腕にあたりますが，Bでは左前腕の外（＝後ろ）を通り手首の動きに干渉しません．

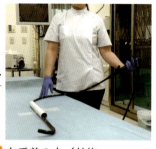
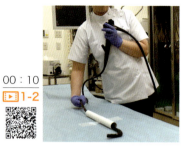

00:07　1-1　　　00:10　1-2

動画1 左手首の内／外旋
右手でねじることなく左手首の内／外旋を使って内視鏡先端を180度回転させることができます（1-1）．右手でねじって回転させる（1-2）動きとは異なる点を意識することがパワーレス挿入法の第一歩です．

　内視鏡が不安定と感じるのは左手首の自由度が上がった証拠です．この手首の自由度を味方につけて左手で内視鏡を自由自在に操ることこそ，挿入法を変える重要な第一歩となるのです．
　左手首の内／外旋で内視鏡先端を180度回転させることができます（動画1　1-1，1-2）．右手ではなく左手でスコープの回転を作り出す，これが「パワーレス挿入法」攻略の第一のカギです．

2 左手の位置

　内視鏡の基本の構え（動作開始ポジション）は 図3 のように左手を下げた状態とします．パワーレス挿入法では，あとで詳しく解説しますが，「てこの原理」によって左手で内視鏡自体を上げたり下げたりして挿入していくことがポイントとなるため，体の前で自由に，図4 A，Bの位置まで左手首が可動域を確保する必要があります．
　図3 の位置から左手（＝内視鏡グリップ）を体の前で90度展開することで，内視鏡に右回転を生み出します．

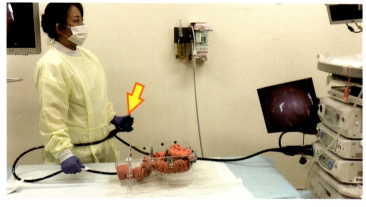

図3 動作開始ポジション（基本の構え）
左手を下げた状態が基本の構えで，この状態から挿入を開始します．

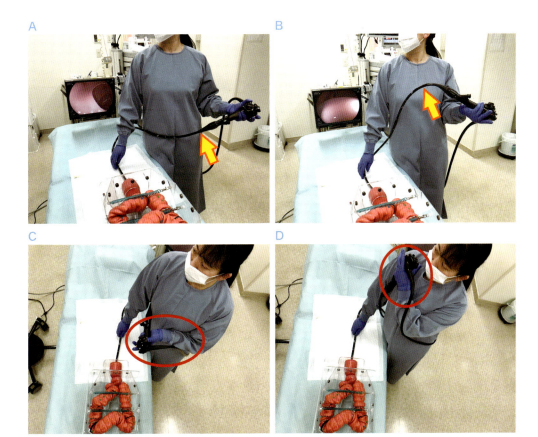

図4 構えたときの体の向きとスコープの位置
体の前でスコープを「あげる／さげる」行う際の可動域を確保するため，体の向きは患者の頭側を向いてスコープは体の前を通ります（A, B）．
体より患者側に左手を構えると（C），スコープに右回転を与えるときに窮屈な状態になり（D），左手の動きが制限されます．

　　大腸への挿入時には内視鏡の右回転が基本となりますから，最初は下げた状態から開始しないとすぐ窮屈になってしまいます．基本ポジションで内視鏡を持った左手を体の前にしてしまうと，スコープに右回転を与えるときに，図4 C, Dのように窮屈になってしまいます．
　　とにかくnaturalに，「楽な姿勢」をキープできるように動作開始ポジションは左手を下げた姿勢で，左手のひらが上を向く状態になります．グリップを左手に乗せるような状態にします 図3 ．

 2 左手（＝内視鏡グリップ）を体の前で90度展開

　　さて，ここまでで基本の構えが整いました．続けて，左手の位置について，第2章で詳しく述べる「動き」を踏まえた留意点について解説します．

3 スコープネックの位置

　ユニバーサルコードを手首の外側として、左手の操作部は"手のひらに乗せるように"持った状態から開始します。パワーレス挿入法の絶対奥義ともいえる「内視鏡の回転を左手の上下と左手首の返し操作で効率的に行う」を実践するためには、==スコープネックの位置を有効に上下させる==ことが重要です！（図5）

　動画2 ▶ 1-3, 1-4, 図6 のように内視鏡の有効な回転を生み出すためには、内視鏡を「おこす／たおす（B）」動作ではなくグリップを「あげる／さげる（C）」動作にすることが重要です。このとき注目すべきはネックの部分です。スコープネックの部分が「あげる／さげる」になっているかどうかを意識して動かしてみてください。

　実際にパワーレス挿入法を行っているとき、内視鏡の回転がうまくコントロールできないと思った場合、まず"基本の構え"に立ち返り、左手のスコープネックが有効に動かせているかどうかを確認するようにしてください。

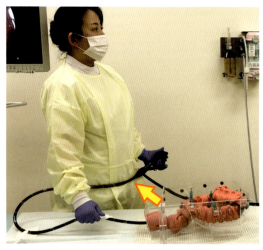

図5　基本の構え
内視鏡の回転を「左手の上下」と「左手首の返し」操作で効率的に行うために、スコープは体の前で余裕を持って動かせる位置であることを確認します。

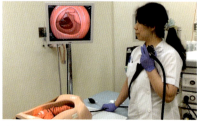

00:19
 1-3

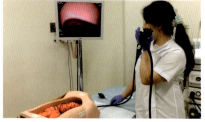

00:08
1-4

動画2　「おこす／たおす」と「あげる／さげる」
1-3 の内視鏡を「おこす／たおす」の動作で、モニター画面に注目するとほとんど動きがありません。一方、1-4 は内視鏡を「あげる／さげる」の動作で、1-3 に比べてモニター画面でダイナミックに展開するのがわかります。

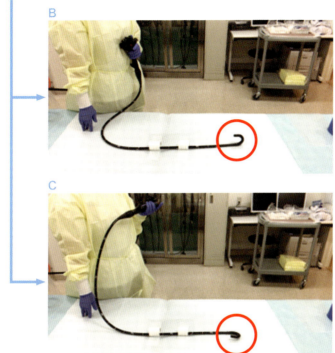

図6 スコープネックの位置と内視鏡の回転

Aに対してBは内視鏡を「おこす」で，スコープ先端の回転はわずかです．一方，Cではスコープネックの位置を高く「あげる」ことで，スコープ先端がほぼ180度回転しています．

Column イグアナの独り言 —大腸内視鏡検査ワンポイントアドバイス—

内視鏡室の配置

　全国の内視鏡室で患者の位置，検査医の位置，内視鏡タワーの位置，モニターの位置，そして介助者の位置など施設によって違うのを知っていますか？

　達人になればどこにモノがあっても，また自分の身体の向きが少々違っても，良いパフォーマンスを発揮することができますが，最初は自分にとってより内視鏡を操作しやすい配置を工夫することが重要です．残念ながら現時点では内視鏡はコードレスではないので，内視鏡とタワーの間にはユニバーサルコードがあり，パワーレス挿入法の神髄ともいえる左手の動きを制限されてしまうことがあります．

　自身の内視鏡室の配置を見て，可能であれば自分に都合の良い，そしてスタッフにも迷惑のかからない（ワガママを言いすぎないようにすることはとっても重要）配置を工夫してみましょう．ストレスを抱えず検査に臨むための第一歩ですよ！

第1章 基礎編 ―パワーレス挿入法 実現のポイント―

① スコープの持ち方を見直そう

筆者はスコープネックの部分を自分の左手のひらより高い位置にくるよう，左手を外転させて操作していることがあります（図7 A）．しかしこの動作は普段あまりしない動きなのだと，他の先生に指摘され初めて気づきました．ハンズオン講習会のときに見ていても男性医師はこの動きがちょっと苦手のようです．実は上腕二頭筋が発達していると手首を外転しつつ持ち上げる動作は難しいのだそうですよ．つまり，ここがうまくいかないと思った先生はムキムキなのかも，です．外転しづらければ左手のひらをもう少しあげれば同じことになります（図7 B）．左手をあげている高さではなく，スコープネックの高さがポイントになるので，ここが有効に動かせているかどうかを常に確認しながら行いましょう．

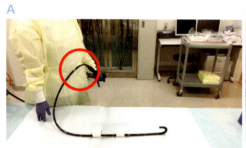 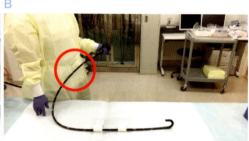

図7　左手とスコープネックの高さの関係

手首が柔らかい方の場合（A），左手の外転によって，内視鏡のネックの部分が自分の左手のひらより高くすることができますが，左手のひらのほうが高くなっている場合（B）でも，スコープネックの高さは同じです．自分のやりやすい方でOKです．とにかく注目すべきは「ネックの高さ」です．

Check point　3　左手を動かすときにはスコープネックの位置を意識して！

Column　イグアナの独り言 ―大腸内視鏡検査ワンポイントアドバイス―

スコープとカメラ

　かつて内視鏡が電子スコープでなく"胃カメラ"や"大腸カメラ"だった時代には，内視鏡画面を検査医が確認するためには内視鏡のグリップの上に付いたレンズを覗く必要がありました．そのために，内視鏡は左手で胸の前にまっすぐ保持することが大前提でした（私が医師になった割と直前まで，病院によってはこのタイプの内視鏡があったそうです．私自身は使ったことがありません．あ……年齢がバレちゃいますね）．

　現在は，電子スコープを使用しているわけですから，当たり前にモニター画面を見ながら内視鏡を操作するので，内視鏡グリップは，胸の前でまっすぐ上を向いて保持する必要はなくなりました．そのため，このパワーレス挿入法のように左手を利用した内視鏡の動きが実現可能となったわけです．新たに内視鏡を勉強される「若い」初学者の先生のほうが，左手を大きく動かすことへの違和感（罪悪感？）が少ないのだと思います．

4 右手の位置

さあ，ようやく右手の解説に入ります．

内視鏡は右手であくまで"軽く"支えます．左手をうまく動かして内視鏡に回転を与えても，右手が"ぎゅっ"と握られていると，左手で作り出した動きを右手が止めてしまうことになるので，有効な回転が内視鏡先端に伝わりません．

初学者が右手をぎゅっと握ってしまう原因の一つは，内視鏡が「抜けてしまいそう」という心配でしょう．

でも大丈夫！　スコープの自由度を奪わないために，右手の握りはあくまで"軽く"を徹底しましょう！　スコープを右手で"ぎゅっ"と握り続けていると，挿入の過程でスコープと腸管の間に「無理な力」や「たわみ」（本書における"たわみ"とは，"しなり"より大きな力，ループ方向へ向かう力のことを指します）が，だんだん溜まっていってしまいます．右手は"軽く"握って内視鏡を挿入し，さらに右手をスコープからこまめに"完全に離す"ようにします．右手を離すと少しスコープが抜けてきてしまうこともあるでしょう．しかし，この自然に「抜ける」ことが腸管にとってニュートラルな状態となり，次の動作でのpushや回転（トルク）を内視鏡に伝えることができる状態となります．また後述しますが，右手に力を入れないことこそパワーレス挿入法の極意なのです．

Check point 🖉　**4 右手はこまめにスコープから完全解放！**

大腸内視鏡検査の患者の姿勢について，主に左側臥位または仰臥位で施行されていることが多いと思います．筆者は左側臥位で挿入を始め，比較的早い段階（Rsあたりで）仰臥位にします．理由はいろいろありますが，その一つとして，左側臥位では肛門と検査台との位置に高低差がありますが，仰臥位だとこの高低差が少なくなる点があります（図8）．高低差が少なくなることで，右手をスコープから完全に離して，スコープを完全に検査台に置き，「ベッドにスコープをあずける」ようなイメージで検査を進めることができます．つまり検査台とスコープに生じる抵抗の程度にしかpushの力をキープしない状態，これが次項で出てくる「押しすぎ禁」の適度な力具合となります．

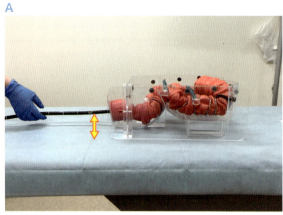

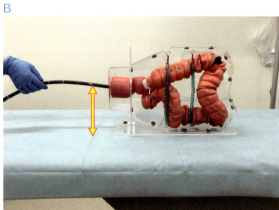

図8 患者の姿勢

Aの仰臥位では，Bの側臥位のときよりも肛門と検査台との高低差が少ないので，右手を離してスコープを検査台にあずけたときにズレが少なくなります．

> **MEMO**
>
> ### 肛門と右手の距離感
>
> 「肛門からなるべく離して持つ」と書いてある教科書もありますが，筆者の場合，割と握りと肛門は近いほうだと思います（図9）．右手は内視鏡を握ったままにせず細かく離すので，いつも同じような距離感で把持できていればあまり肛門との距離にはこだわりません．
>
>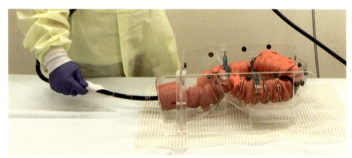
>
> **図9** 肛門と右手の距離感

5 スコープ全体の形とポジショニング

図10 のように左手のグリップと右手で支えているスコープのシャフトは体の前で「面を形成するような」形をキープします．右手は「押し引き」とあくまで左手で行う内視鏡の回転操作のアシストに徹します．内視鏡の左手での操縦（＝回転動作）を効率的に利用するためには患者の体外で，この"面"がうまく形成できていることが重要です．はじめは意識して細かく基本ポジションへの位置の修正を行いましょう．

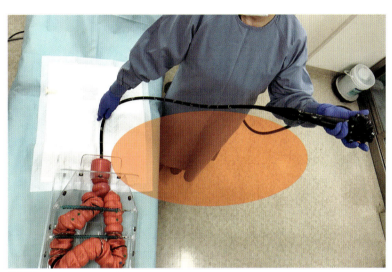

図10 スコープは体の前で面を形成
スコープシャフトが体の前で「面を形成するような」意識を忘れずに．

　右手で"ぎゅっ"と握ることで，左手の動きで作り出した「内視鏡の回転」を止めてしまうだけでなく，スコープ全体で作るこの"面"がゆったりできていないと，いくら左手を動かしていても左手が作り出した「てこの力」は内視鏡先端に伝わりにくくなります．まず内視鏡モニターと患者，自分の位置関係，（図11）を見直し，体の前にこの"面"が作れるだけの余裕がとれるポジショニングを行います．

　筆者は患者頭側にモニターがあっても，患者を挟んで検査台の向こうにモニターがあっても，基本的に体が患者の頭側を向いています．左手の力がうまく先端に伝わりにくいときは，あえて左手を伸ばすくらい患者の体外でのスコープを伸ばすこともあり，特に体外がまだ長い挿入前半戦ではこれで微調整がききやすくなります．内視鏡室を広々使いましょう！

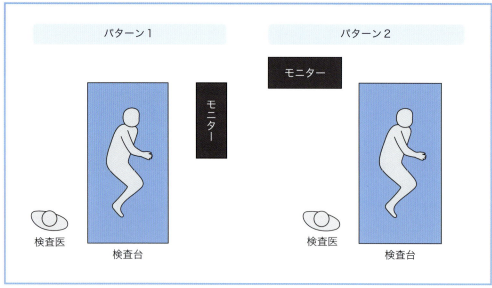

図11 内視鏡モニターと患者，検査医の位置関係

Check point 5 体の前での「シャフトの面」を意識する

　さあ，左手，右手ときて，内視鏡を持つ姿勢が完成しました．いわば武芸の「構え」の完成です．いよいよ次からは内視鏡の「動き」に入ります．
　長かったですね〜．
　でもこの基本ができていないと，後を読んでも同じように動かすことができませんのでご注意を．「構え」って大事ですから！

> **MEMO**
>
> **体外ループはこまめに解消する**
>
> 　体外ループはできるだけ作らない（少なくともループを残したままにしない）ようにします．スコープを回転させたとしても内視鏡が抜けてしまったりせず，自由に回転させられるような状態（観察や処置のときはその場でスコープをぐるっと回転させたりしますよね，それを挿入のときからできるような状態のことです）での挿入とは，常にいわゆる「フリー感」を感じながら腸管にねじれを加えない挿入です．
> 　パワーレス挿入法では（直腸以外では）内視鏡が180度以上回転することは基本的にはありません．初学者は「モニター画面を追いかけすぎて」たいてい回転しすぎていて体外ループを形成してしまっていることが多いです．時々「基本ポジション」に戻し，ループを解消するようにしましょう．

> **Column** イグアナの独り言 ―大腸内視鏡検査ワンポイントアドバイス―

挿入時間を意識する

　大腸内視鏡検査は，スコープ挿入が最終目標ではありません．病変の発見，診断，治療が重要であることは言うまでもありませんが，そもそも大腸深部への挿入ができなければ，それを果たすことはできません．初学者のうちから，挿入時間や検査時間を意識することは重要と考えます．自分の挿入を秒単位で記録し，客観的に評価することで，挿入時間は上達の目安となり明確な目標となります．

　しかし，速さを競うばかりに，安易にpush操作に頼ってしまうと疼痛や腸管損傷のリスクがありますので，注意を要することもお忘れなく……．

　挿入法の時間だけが重要なわけでは決してなく，短時間で盲腸到達できる技量は，安全かつ腸管内での自由なスコープ操作が要求されることから，質の高い観察や治療にも応用できる技術であると考えます．また，挿入が長時間となること自体が患者の苦痛を増やし，本来の目的である引き抜き時にゆっくり落ち着いて観察することができなくなり，さらには検査医が挿入で疲労するようでは本末転倒です．

　挿入時間を意識して，"秒単位"で所見用紙に書き込むようにしましょう．

第1章　基礎編　－パワーレス挿入法実現のポイント－

2 スコープの動きを見直そう

Check point

1. スコープを「寄せる」動きを意識して使おう
2. グリップを「あげる」動きが内視鏡の有効な回転動作を生み出す

　ここでスコープを「寄せる」と「あげる」について解説します．この動きは普段あまり意識して使っていないかと思いますが，パワーレス挿入法では"意識して"使う技です．

1 「寄せる」（右手の動き）

　スコープを単に右手で自分のほうへ「寄せる」とスコープ先端がどのように動いているか知っていますか？
　スコープを手前に寄せると 動画1 ▶1-5 のように内視鏡先端が回転するのですよ．コロンモデルの中で再現してみます 動画1 ▶1-6．肛門と持っている手の位置，モニター画面の動き具合を見てください．この動きはSDjにおいて手前へスコープを寄せるとモニター画面で見える景

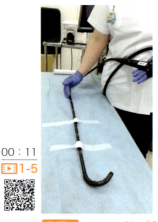
00:11
1-5

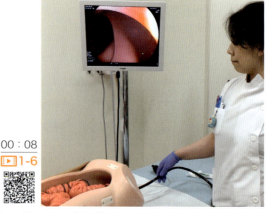
00:08
1-6

動画1 スコープを手前に「寄せる」（右手）
スコープを手前に寄せると内視鏡先端が回転します（1-5）．スコープを寄せたときのモニター画面が回転しているのがわかります（1-6）この動きを意識して使っていきましょう．

14

色が左側へズレて，隠れていた部分が見えるようになります．前述のようにスコープに回転を与える中心的な役割は左手です．でもスコープを寄せる（または反対に離す）だけでも少し回転するのです．これを"意識して"使いましょう．大きくスコープをねじったりすることなく微調整が可能になります．

2 「あげる」（左手の動き）

続いて「あげる」です．

これは左手の動きになります．前項でも解説したようにスコープの回転は左手で"てこの原理"を利用して作り出すのですが，このとき，動画2 ▶1-7のようにグリップを「おこす」のではなく「あげる」ことで，より有効な動きが可能となります．このときスコープネックの高さに注目してください．このネックの高さが，てこの原理の"キモ"です．

図1のAとBでは左手の高さはほぼ同じですがスコープネックの高さが違います．このネックの高さの違いが下のモニター画面の差となります．一方，図1のCとDでは左手の位置は全く違いますがネックの高さが同じです．このときのモニター画面に注目すると，CとDではほとんど動きがないのがおわかりいただけるでしょう．つまり，左手の位置こそが，内視鏡の動きを生み出す"カギ"なのです．

このように左手を「あげて」手のひらが上に向くような動作は後述の"スゴ技"ウエイトレスで出てきますのでお楽しみに（^^）．

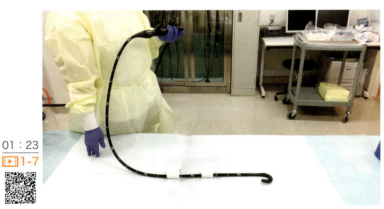

動画2 グリップを「あげる」（左手）
グリップを「おこす」のではなく「あげる」こととスコープネックの高さを意識して動かすことが，てこの原理の"キモ"になります．

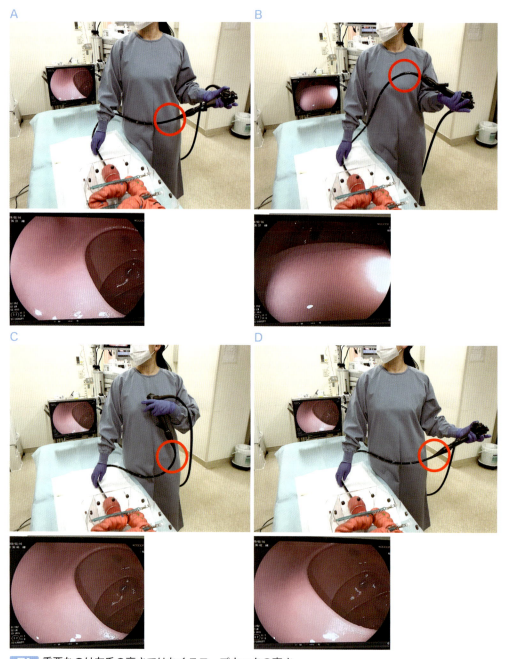

図1 重要なのは左手の高さではなくスコープネックの高さ

すべて左手の高さはほぼ同じですが，スコープネックが B で高くなっており，後方のモニター画面が異なります．C と D では左手の位置は違いますがネックの高さが同じなので，後方のモニター画面はほぼ同じままです．

Column　イグアナの独り言 —大腸内視鏡検査ワンポイントアドバイス—

内視鏡の特性を知り，活かす

　スコープはその素材や性能（拡大機能や副送水機能）の違いで硬さが異なります．
　一般的に，拡大機能などが搭載されているものほど硬く太いスコープです．最近では，大腸の拡大観察はルーチンで行われることが多いものの，患者の年齢，体形，手術歴や検査の目的などを考慮し，適切な選択を行うことは安全な検査のために重要です．
　挿入困難例では無理をせず，場合によってはバルーン内視鏡も含め軟らかいスコープへの変更や検査医の交代，時として検査の中止を判断する撤退の勇気も求められるかもしれません．
　近年，大腸内視鏡そのものの進歩により，挿入性改善への工夫が様々に行われています．スコープの硬度を検査中に変えることができるものはもちろん有効ですが，自分が使うスコープの硬さ，しなり具合，ループになったときに先端にどのように手元の動きが伝わるかなど，ぜひ内視鏡を患者さんの腸の中だけではなく体の外で動かしてみてください（ 動画 ）．好みの問題もありますが，まずその特性を知り，活かすことで困難例への対処や，挿入途中で手詰まりになったときの内視鏡の変更なども候補に挙げることができるようになります．
　「グリップも含め手にしっくりくるかどうか」これはとても重要です．特に女性医師では男性より手が小さいのですが，それをうまく活かして操るためにも内視鏡の特性を自分のものにしてくださいね．

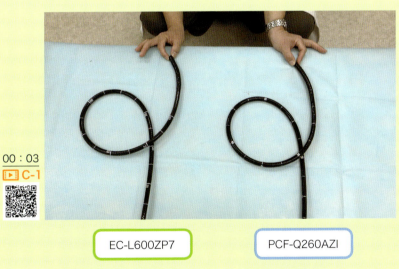

動画　内視鏡を体外で動かしてスコープの性状を理解する

第1話

Road to Powerless ─駒澤部長は見た！ パワーレス挿入法誕生秘話─

小さなガラパゴス諸島での結城先生と運命（!?）の再会

　今から13年ほど前の2006年10月，出雲市立総合医療センターに赴任となりました．病院の名前はかなり仰々しいですが，当時いた内科医は5人で，消化器だけでなくすべての内科疾患を担当しなければならない，いわゆる「弱小」病院でした．当然，大腸内視鏡検査数も年間200例程度しかなく，内視鏡をきちんと指導できる体制ではありませんでした．

　本書の著者である結城美佳先生とは，以前に大学病院で2年間一緒に仕事をしており，同じ胃酸分泌研究グループで一緒にラットを使った実験などをしていましたが，内視鏡に関しては正直「修行中」のイメージしかありませんでした．結城先生は私より5年早く当院に着任しており，ここで運命の（!?）再会を果たしたのです．

　普通であれば指導医の先生の下で「師匠と弟子」のように内視鏡の研修をすることが多いものの，先にも述べたように当院にはきちんとした指導体制はありませんでした．さらに当時内視鏡をする他の先生たちは透視室でエックス線を使って大腸内視鏡検査を行っておりました．しかしながら，結城先生は当院に赴任してすぐに長男の妊娠・出産が重なったこともあり，5年間たった1人内視鏡室で大腸内視鏡検査をしていたのです．

　そうです！　内視鏡修行中の結城先生にとって，この内視鏡室は誰にも染められることがない，誰にも邪魔されない，まさに「ガラパゴス諸島」のような環境であり，そこで他の誰とも違う独自の成長を遂げていたのです!!

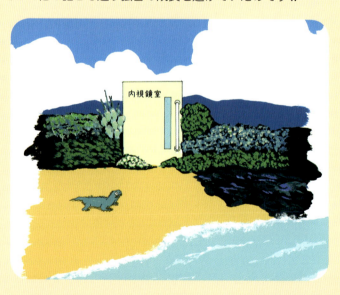

　そのような環境の中で，内視鏡の上達は難しいと思うのが普通ですよね．

でも，結城先生が普通と違っていたのは，びっくりするほどの「内視鏡マニア」であることです．結城先生を紹介するときによく使う表現なのですが，「三度の飯より内視鏡が好きな内視鏡変態！」なのです．内視鏡が好きで好きで仕方がないのです．変態です．

　自分が赴任してからは，このガラパゴス諸島ならぬ内視鏡室で，壁を1枚挟み並んで大腸内視鏡検査をするようになりました．大学病院，そして大きな病院の消化器科で勤務して，多くの症例を経験させてもらっており，また私もまだまだ若かったため（今でも十分若いと思っていますが……）ちょっとばかり内視鏡の腕には自信をもっていました．
　しかしながら結城先生とほぼ同時に大腸検査を開始して，私がまだSDjあたりでもたついていると，「ピッピピー」と観察時のシャッター音が聞こえてきて，そのうち汗だくで悪戦苦闘している私の検査を覗きにくるのです．
　私の根拠のない自信とガラス細工のような自尊心は，あっという間に粉々に打ち砕かれてしまいました．

　この小さな小さなガラパゴス諸島で「イグアナ」ではなく，「内視鏡変態」と「パワーレス挿入法」に出会ってしまったのです．

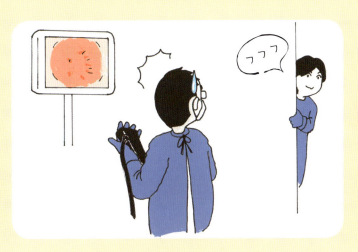

第1章　基礎編　－パワーレス挿入法実現のポイント－

3 挿入時のちょっとした コツと注意点

Check point
1 内視鏡の解放とガーゼの持ち替えを実践してみよう
2 腸のアウトコースを意識！

1 自然な挿入状態をチェックするタイミング

前項の内視鏡の持ち方，つまり「基本の構え」を検査中に確認するポイントとして，RからSに入った時点，SDjを越えた時点，脾彎曲（＝左結腸曲），肝彎曲（＝右結腸曲）の4点が重要です（図1）．

私はもともとこの4点で完全に右手を内視鏡から離し，ガーゼの持ち替えを"意識して"行っていました．

このガーゼ持ち替えポイントでは，スコープから右手を完全に離し，基本的に左手のアングルも解放してニュートラルにし，かつ内視鏡画

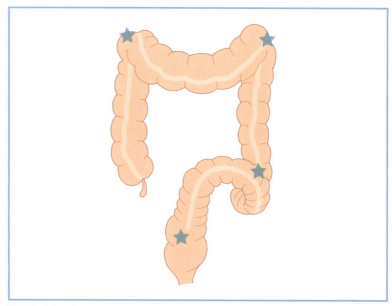

図1 自然な挿入状態をチェックするタイミング（ガーゼ持ち替えポイント）
RからSに入った時点，SDjを越えた時点，脾彎曲（＝左結腸曲），肝彎曲（＝右結腸曲）の4点（★）が重要です．ここで「目と手」を完全にスコープから離しましょう．

面から視線を完全に外して（後ろのほうを振り返ってガーゼを探しますからね），ガーゼを持ち替えるとき，そこまでの挿入に何らかの無理な力があればスコープは抜けてしまい，無理がかかっていなければ抜けることがないという「自然な挿入状態」を確認できるタイミングです．

後述で部位ごとに解説を加えていきますが，腸管を「押して保持」も「引いて保持」もしないのがこのパワーレス挿入法です．ましてや「ねじって保持」するなど言語道断ですので，はじめの頃は意識して，この「ガーゼ持ち替えポイント」でスコープを完全解放するために，ぜひガーゼを4枚用意して，要所要所での「内視鏡の解放＆ガーゼ持ち替え」を実践してみてください．

2 赤玉禁止

大腸内視鏡検査において重要なことは「事故を起こさないこと」，つまり，内視鏡による腸管損傷を起こさないことであるのは言うまでもありません．

スコープの進もうとする力が腸管に対して短軸方向，すなわち腸管壁に直角に向かう方向に強い力が加わると，腸管損傷をきたす危険があります（図2）．腸管を損傷する可能性がある方向へ力が伝わっている瞬間とは，いわゆる「赤玉」で無理をしているときということなります．

そもそも筒状である腸管においては，長軸方向である管腔方向へこそ「力が逃げやすい」ので，とにかく赤玉にならないよう，距離感を保って操作します．「パワーレス挿入法」では腸のアウトコースを意識して挿入していきます．

このとき内視鏡は腸管壁を"こするように"動いていくのですが，これはぶつかるスレスレで「動く赤玉」が必要です．腸管壁にぶつからず直前でかわす距離感を大切にして下さい．腸の毛細血管がグッとつぶれてしまっているような，内視鏡が壁を滑っていかないような赤玉は禁止です．この微妙な距離感はスコープの前にあたかもほんの短い透明フードがついているようなイメージです（フードは禁止しません，た

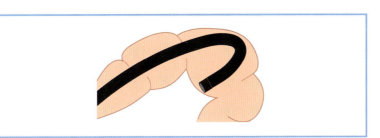

図2　赤玉禁止

だスコープが壁に接近しても，あくまで寸止めで滑るように動く滑らかさのために個人的にはフードを使用していません）．

（ダメな）赤玉になったら反射的に引く（本当は「ちょこっとだけ引く」です）．これの判断が速いことによって全体の挿入時間は最終的に短縮されますので，赤玉でねばらないようにしましょう．

さあ，いざ大腸に入っていくのかと思いきや，次は内視鏡の「動かし方」の理論について解説していきますよ．がっかりしたせっかちさん，もうちょっと待ってくださいね．

「構え」，「動き」ときて，次項はパワーレス挿入法を習得するうえでの極意．2つの指南書を紐解きます．

Column　イグアナの独り言 ─大腸内視鏡検査ワンポイントアドバイス─

二酸化炭素送気

　大腸内視鏡挿入法において腸管内の空気量の調整は勝負を分ける重要なポイントとなります．視野を確保するため，少しずつのつもりでも意外に送気量は多くなってしまうのは初学者にありがちで，送気量が多いと腸管の可動性が阻害されスコープの操作性が悪くなるため，さらに挿入に時間がかかるという悪循環に陥ってしまいます．

　その点，吸収の速い二酸化炭素送気は有利に働き，また腹満対策としても患者の苦痛軽減につながり，少々時間がかかっても患者に「もうやめてくれ」と言われず，落ち着いて挿入ができる安心材料としても有用です．腹満だけでなく穿孔した場合の気腹を軽減することもできるため，使用可能な施設では二酸化炭素送気による検査が広く行われています．ただし，COPD症例など血中二酸化炭素濃度の上昇がリスクになる患者もいることをお忘れなく．

> **Column** イグアナの独り言 ―大腸内視鏡検査ワンポイントアドバイス―

送気と送水

　内視鏡鉗子孔からの送気，大腸挿入時に意外に多くなってはいませんか？　パワーレス挿入法では割合送気量が多い挿入法といえます．しかし，目の前がよく見えないからって送気したairはあっという間に奥へ奥へと入っていき，小腸までパンパンに，なんて患者も検査医も「イタイ」経験にならないように！

　一方，送水は体位変換により奥にも入りますが送気に比べると比較的その場にとどまりやすいという性質があります（注腸検査でバリウムを先に流して，あとで空気がそれを追い抜くのと同じと説明したのですが，若い先生が意外にピンとこないと聞いて……ジェネレーションギャップにショックです）．

　浸水法の先生に詳しい解説は譲りますが，動画は送気を行ったときと，同じ時間の送水を行ったときの量の比較です．空気の方はほんの数秒でこれほどの量が入っているのです．送気は大事なところで上手に使わないといけないのがよくわかるかと思います．ただし，無送気を進めているのとは違いますのでご注意くださいね．パワーレス挿入法は「ン」が見える程度に腸管が膨らんだ状態を保つために送気はするほうでしょう．

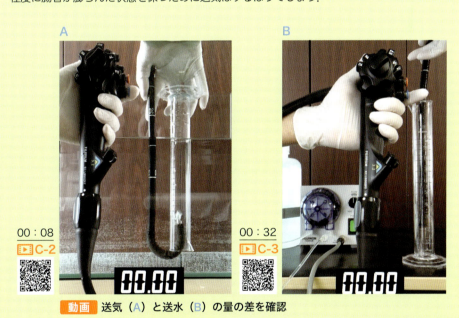

動画　送気（A）と送水（B）の量の差を確認

富士フィルムメディカル（株）より提供

第1章　基礎編　－パワーレス挿入法実現のポイント－

④ パワーレス挿入法の極意

Check point

1. 内視鏡の回転動作は，スコープ操作部を保持している左手で作り出す！
2. 内視鏡のしなりと推進力を利用！
3. 右手を内視鏡から離してみよう

　一般には右手を使った内視鏡のねじりの動作を加えながら大腸に内視鏡を挿入するのに対し，「パワーレス挿入法」は，この内視鏡の回転動作をスコープ操作部を保持している左手で作り出すことが"一番のキモ"となる動きです．

　「左手の振りで内視鏡に回転を加える（＝トルクをかける）」ことと，「内視鏡のしなりを作り，そのしなりを解放する」ことを繰り返し，内視鏡の推進力を得ることこそ"極意"となります．

1 てこを使う

極意
- 握るは禁
- ねじるは禁
- てこを使う

　前項でも述べたとおり，右手で内視鏡を強く握らず，左手の動作を邪魔しないようにそっと保持します．右手で内視鏡をねじって回転を加えず，左手が回転を担う，つまり左手がハンドリングで右手が前進するための動力です．

　左手で作り出す回転を邪魔しないためにも，右手で内視鏡を"ぎゅっと"握らないことが肝心です．とはいっても，はじめのうちは内視鏡が

抜けてしまいそうな気がするのでどうしても右手に力が入りがち。「パワーレス挿入法」を習得するためには，まずは，各所で意識して右手を内視鏡から離すようにするとよいでしょう．内視鏡を支えるのは検査台に預けてしまいましょう．

内視鏡先端を同じように動かすにしても 動画1 ▶1-8 のように内視鏡自体を右手でひねる（＝動かす）のではなく，動画1 ▶1-9 のように内視鏡を患者体外で曲げ（スコープの面を作り）左手でスコープ操作部を動かすことで，てこの原理を利用し"小さい力"で"大きく"動かして内視鏡先端を回転させます．ネジ回しが，大きな持ち手の部分を小さい力で回すと，先端の部分で大きな回転する力となってネジに伝わる……そう，皆さん小学校の頃，理科で習いましたよね（図1）．その「てこの原理」です！

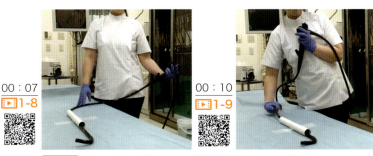

動画1 パワーレス挿入法におけるスコープの回転力
1-9 のように右手でねじるのではなく，1-8 のように体の前で作った「スコープの面」全体を左手で回転させます．力は小さく，動きは大きく．

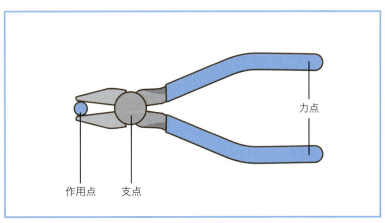

図1 ネジ回し（てこの原理）
ネジ回しは力点を小さな力で大きく動かすことで小さな力（＝パワーレス）をネジに大きく伝えることができるのです．

> **MEMO**
>
> **安全性の担保**
>
> 　内視鏡を一見大胆に左手で回転させるパワーレス挿入法において検査の安全性を担保するためには，内視鏡を握らない（＝右手はすぐに離す，ねじれを残さない）ことがとても重要です．腸に無理な力がかからない，内視鏡のいわゆる「フリー感がある状態」で左手を動かすことが重要です．「左手を大きく動かすこと」＝「内視鏡先端が大きく動くこと」ではないので，大きな動作に見えますが，実際は，右手を使って回転力を伝えているのに比べ，左手での回転操作は内視鏡の動き自体が大きくなるわけではありません．むしろ，細やかな調整ができるのです．車のハンドル操作やネジ回しとまさに同じですね．また右手を解放することで腸管に無理な力がかからず，かえって安全で，患者さんの苦痛も少なくなります．

2　しなりを推進力に

極意

- 押しすぎ禁
- 引きすぎ禁
- しなりを推進力に

　もう一つの重要な極意はスコープの「しなり」です．

　棒高跳び経験者は多くはないと思いますが，見たことはあるでしょう．棒高跳びの棒のように内視鏡をしならせてその"しなりを推進力"にしながら進むのが，このパワーレス挿入法全体を通した極意です（**図2**）．

　スコープを直線化しようとして引きすぎてしまってはいけません．少し「しなる」余裕をもたせつつ深部挿入していきます．ただし，力加減が必要で，pushしすぎて腸管が伸びに伸びてしまうと，そのしなりを前方に解放することができず，ループを描いてしまいます．ループ法におけるループ解除の時に前進していく感じとは，またちょっと異なります．

　push動作が基本の「パワーレス挿入法」ですが，内視鏡の「しなり」をうまく作り出す"手ごたえ"が肝心です．

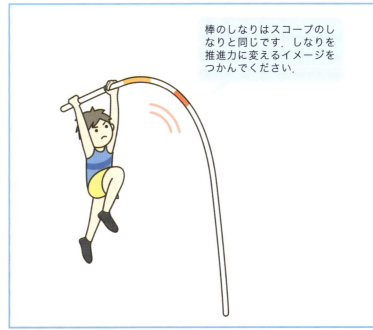

図2 棒高跳びのしなり

棒のしなりはスコープのしなりと同じです．しなりを推進力に変えるイメージをつかんでください．

　そもそもこの挿入法では，大腸直線化には全くこだわりません．注腸検査で見る大腸のように（最近はバリウム注腸検査をする機会が減っていますから若い先生はイメージしがたいかも，あぁ～何だか歳をとりました……），少し腸管が曲がった形のままに挿入していきます．実は大腸が自然に曲がっていても挿入できるので，たとえば癒着例でも「使える技」なんですよ．

　動画2　1-10のように内視鏡にしなりの"ため"を作って，内視鏡先端をうまく内腔方向に合わせることで，一気に推進力としてしなりが解放されます．

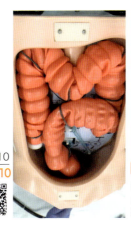

動画2　S状結腸のしなりで"ため"をつくる
極端な例ですが，S状結腸がいったんしならせ，そのしなりを推進力として下行結腸に解放します．後述の"くるくるぽん！"で詳しく解説します．

後述の"くるくるぽん！"がこの代表ですが，全体を通してしなりを作って（＝push）解放（＝アングルで調整するとスコープが進む），しなりを作って進む，を繰り返していきます．押しすぎかどうか，これは何度も出てきますが，右手を内視鏡から「完全に」離したときに内視鏡が押し戻されも引き込まれもしない状態を「細かく」確認しながらやれば大丈夫です．

　「せっかく入ったところなのに抜けてしまうのがもったいない」という感覚は捨て去りましょう．無理をして越えたカーブはあとあと深部でのweak pointとして，後ほどじんわりボディブローがきいてきます．

　コツがわかってくれば，「しなって」いるときと，pushがききすぎて「たわんで」いるときの右手にかかる"手ごたえ"の違いがわかってくるので，右手を「完全にスコープから離す」を省略して"連続技"を決めることができるようになってきます．

　でも，この"手ごたえ"を体得するまでは，カーブを越えるごとに「右手の完全解放」を行うことで守れば，スコープが肛門に引き込まれたり押し戻されたりしてpushがたまってこない状態を自然に調整してくれます．

MEMO

アウトコースを狙え！

　「パワーレス挿入法」では実は内視鏡が大腸のアウトコースを入っていくことになります．いわゆる S-top から SDj では患者の背中側のボトム，mid-T では患者の足側が狙うべきポイントとなります．

　そんなことをしたら腸が伸びちゃって痛くないの？　と思うでしょう．

　いえいえ，「押しすぎ禁」と「右手の完全解放」を守れば，このアウトコース狙いこそがスコープで腸管を伸ばしすぎることなく"しなり"として前へ進むための推進力を上手に得ることができる，まさに「狙い目」となるのです．

　アウトコースをうまく狙うための内視鏡の動きには次章の実践編で．

Column イグアナの独り言 ―大腸内視鏡検査ワンポイントアドバイス―

うまく入る「画面」を作り出せ

　腸管が完全にまっすぐであれば，どこを狙って押してもどんどん進むはずですが，大腸はそもそも腹腔でグルッと左から右へ逆「の」の字を描くように走行しています．さらにS状結腸や横行結腸は固定されておらず，腹腔内での自由度が高いため，うまくいかないとどんどん腸管を複雑な形にしてしまい，さらに挿入が難しくなる悪循環にハマります．

　挿入が上手な先生の挿入画面を見ていると，その状態なら簡単に入りそうだなと感じませんか？　挿入がうまいと言われている先生はその"簡単に入れそう"な「画面」を作り出しているのです．見て盗めとよく言われますが，まずはうまい先生の画面をじーっと観察してください．その画面なら次にどうアクションするか，どこを狙って進むのか，これがぴったり上級者と一致するようになれば，次はその"簡単に入れそう"な「画面」を，実際の症例にて自身でモニター上につくり出すようにします．

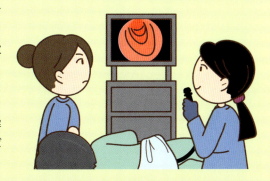

　本書で「理屈」をわかったうえで，解説動画と同じ画面が作れるようになれば「パワーレス挿入法」完コピ終了です．

第2話
Road to Powerless ―駒澤部長は見た！ パワーレス挿入法誕生秘話―

衝撃！ あまりに独創的な内視鏡スタイル！ 新種の大発見だ！

　当院では，大腸内視鏡検査に鎮痛剤や鎮静剤は基本的には使用しません．なので，患者さんたちの評価は結構シビアです．そのようななかで，結城先生の大腸内視鏡検査が「痛くなくて早くて楽チン！」と大評判であることはすぐに耳に入ってきました．そこで，出雲のガラパゴス諸島にひっそりと（？）生息して，独自の成長を遂げた大腸挿入法の調査・観察から開始としました．
　そこには今までの常識とは違った衝撃的な挿入法の姿がありました！

　まずはその挿入時の構えについて……．多くの内視鏡医は，内視鏡グリップを扱う左手の位置は基本的に「胸の正面あたりで構えて，左の脇は締める！」と教わったのではないでしょうか？
　ところが結城先生は最初から左手はダラ〜ンと垂らしているではないですか！
　そして左腕は挿入中，かなり大きく動いて左手首はかなり外側に開いたりもしています．自分が研修医のときであれば，指導医に大目玉を食らって内視鏡を取り上げられているかもしれないようなスタイルです．
　そしてさらに観察してみると，右手はすぐにスコープから離してしまいます．自分が指導された「右手はスコープをひねって右トルクをかけて，そのままトルクをかけたまま次の管腔を探すんじゃ!!」というスパルタンな教えとはまるで違います．とっても楽チンそうに挿入をしているのです．

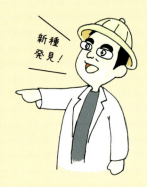

　結城先生に，「どうして左手をダラ〜ンとしているの？　右手はどうしてすぐにスコープから離すの？」と質問してみましたが，本人は「だって，このほうが楽じゃないですか．それに腸に余計な力がかからないから患者さんも楽だと思いますよ〜」とのみ……．
　人と違っていることを全く意識している様子はありません．また，自分たちが最も難しいと思っているSDjでさえほとんど意識していないとのこと．
　「SDjを越えるまでは，ほぼ全員同じ腸のカタチじゃないですか？　SDjを越えるまで全例だいたい1分くらいですよ」とのこと……．こりゃあ，すごい新種を発見してしまった！

　しばらくは注意深い観察といろいろな質問を繰り返してみましたが，挿入法の詳しい解明は結城先生本人も全くできておらず，具体的なことは全然引き出せません．ここ数年は他の先生の挿入もあまり見たことがないので，違いもさっぱりわからないのだと……．

ただ,「ほぼ全例,同じようなパターンで盲腸まで挿入してますよ」とのことであり,さらにいつも患者さんとびっくりするくらいペラペラしゃべりながら検査をしているため,お世辞にも「繊細さ」はあまり感じられません.

きっとこの挿入法は,結城先生だけの「神業」ではなく,誰もが参考にできるコツがあるはずだと確信しました.それから,とりあえず「挿入法のコツを言葉で説明できるように!」と宿題を出して,今後また詳しい解明に一緒に取り組んでいくことになりました.

第2章

実践編

―目からウロコ！
パワーレス挿入法習得術―

① 目からウロコの　狙うは「ン」 ………… 34
② 目からウロコの　「くるくるぽん！」 ……… 48
③ 目からウロコの　「ぱーっくん」 ………… 64

第 2 章　実践編 −目からウロコ！　パワーレス挿入法習得術−

目からウロコの 狙うは「ン」

Check point

1. 「ン」の点を狙って挿入する
2. 赤玉直前まで進んだら，対側のヒダを「そっとめくるように」アングルでかわし，内視鏡を管腔中心にコントロール！
3. はじめは欲張りすぎず，数ヒダずつ「ン」を繰り返そう
4. 「ン」の点に到達したときに腸管壁にぶつかり赤玉にならないよう寸前で回避
5. 赤玉になれば迷わず引いてやり直す．push の無理を残さないように！

スゴ技！ ……… 全体で使える **Technic!** ………

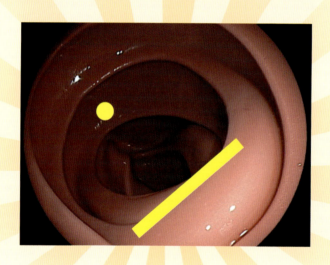

◎ 常に「ン」を意識しよう！

1 「ン」のイメージ

まず「ン」を腸管内でイメージしましょう！（動画1 ▶ 2-1）．

この技はパワーレス挿入法で"どこでも"使う基本中の基本の技となります．

急に「ン」と言われても，「何じゃそれ！」と思ったかもしれません．でも，直腸以外ではどの場所でもこの「ン」の視点が重要となってきますのでしっかり習得してくださいね．

あくまで「モニター画面」に注目してください．手元の操作はできる限りシンプルにします．「押しすぎ，引きすぎ，ねじりすぎ」にならないようにします．

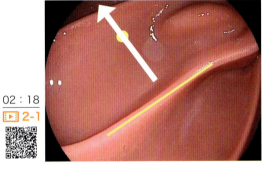

動画1
狙うは「ン」！
コロンモデルの画像です．画面に内視鏡の行き先を示す「ン」が出てきます．まずは全体のイメージを見てください．

図1 のように，この「ン」というのはスコープが進むときに狙っていく"視点"，つまりターゲットポイントのことです．

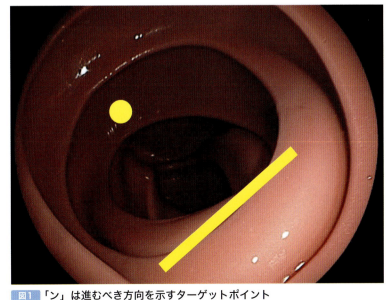

図1　「ン」は進むべき方向を示すターゲットポイント
「ン」というのはスコープが進むときに狙っていく"視点"です．狙うポイントを決めるためにモニター画面上で「ン」を想像してください．

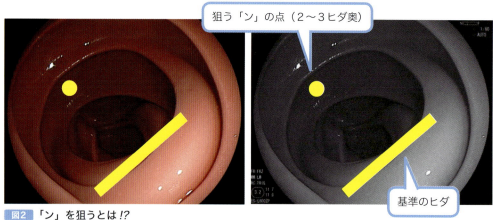

図2 「ン」を狙うとは!?
狙う「ン」の点＝狙っていくポイント
基準のヒダ＝一番手前にあるヒダ

　図2 のような管腔が見えている場合，一番手前にあるヒダに着目します．これが"基準のヒダ"となります．

　ここから進めていくときに，狙っていくポイントは，ヒダすれすれでも管腔の中心でもありません．"基準のヒダ"を「ン」の右下の棒に見立てたときの，「ン」の左上の点です（まさに頭の中で「ん??」となった先生，頑張って！）．

　一番わかりやすいのが，図3 のような基準のヒダが4時方向にくるときに，狙う「ン」の点が11時にきているパターンです．でも実は「ン」もヒダと点の関係があればどんな角度でも構いません．「ン」を回転させた形でイメージしてください．

　はじめに決めた"基準のヒダ"に対して狙う「ン」の点は少し口側の対側点です．3Dを感じて少し奥に見える「ン」の点をイメージして挿

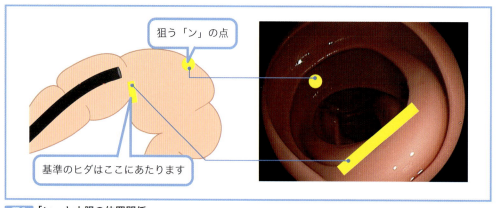

図3 「ン」と大腸の位置関係
「ン」における基準のヒダと狙う点の3Dでの位置関係を示します．
基準のヒダより，2〜3ヒダ奥を狙います．

入してください（図3）．はじめのうちは基準のヒダの1ヒダか，せいぜい数ヒダ奥をターゲットにするのがよいでしょう．慣れてくるとさらに奥（＝口側）を狙えるようになり，一気に数ヒダ進むことができるようになります．腸の走行がシンプルな症例であれば「ン」だけで全大腸挿入も可能です．

まずは動画で「ン」を腸管内でイメージする練習をしましょう（動画1 ▶ 2-1）．「ン」をイメージし，その「ン」の点の方向へ内視鏡をコントロールしていく様子をみてください．

Check point　1 「ン」の点を狙って挿入する

2 「ン」を使った進め方

それでは，具体的に説明をしていきます．

「ン」をモニター画面上にイメージしたら（図4 A），狙う「ン」の点に向かってpushを基本に進みます（図4 B）．このとき左手での回転やアングルもアシストします（あくまでアシストなので強くかけすぎず，モニターに集中してその点に進む最小限の調整で目標に進む程度で行ってください）．

ここで「ン」の点まで内視鏡を進めたら，壁にぶつかる寸前（赤玉になってしまう前）にアングルや左手での回転などを使って（スコープのネックを動かすんでしたよね），内視鏡を管腔中心方向へコントロールします．このとき，自然に基準となったヒダをスコープのシャフトが押さえていることになります（図4 C）．

A 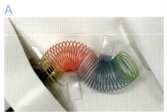　B 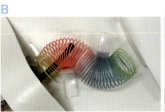　C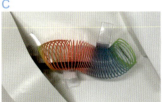

図4 「ン」で進むときの腸管の形
まずは「ン」をイメージ（A），「ン」の点まで内視鏡を進める（B），次の「ン」へ進むと，1個目の「ン」の基準のヒダを内視鏡のシャフトが押さえていることになります（C）．

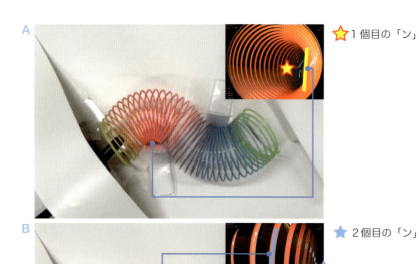

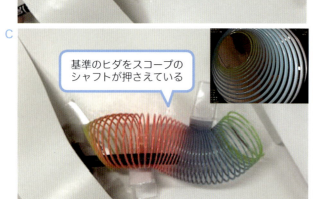

基準のヒダをスコープの
シャフトが押さえている

図5 「ン」で進むときの腸管の形とモニター画面

まずは「ン（黄色部分）」をイメージ（A），「ン」の点まで内視鏡を進める．（B）進めたところで2個目の「ン（青色部分）」をイメージし，「ン」の点へ進むと，1個目の「ン」の基準のヒダをスコープシャフトが押さえ（C），腸管の屈曲が緩やかになっていることがわかります．

　ところで，モニターで見えている位置と，実際のスコープ先端位置がズレていることは皆さんご存知ですよね．スコープ先端のすぐの点は実は死角で，見えているところとスコープ先端の実際の位置のズレを"見えないフード"のようなイメージをしておくと「壁にぶつかる直前での回避」というのもイメージしやすくなってくるのではないでしょうか．

　図5は，**図4**のそれぞれのモニター画面を入れたものです．「ン」の基準のヒダとしたリングを内視鏡がくぐりきる前にモニターからはそのリングが見えなくなります．この基準のヒダにしたリングをアングルで「そっと」押して管腔の中心を向くと，次の青色のリングがよく見えるようになります．

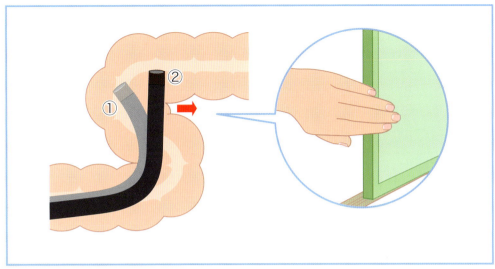

図6 基準のヒダを"そっと"押して進むイメージで

ヒダを越えたらアングルを使いスコープシャフトで"基準のヒダ"を「押す」．このとき，おしとやかにふすまをそっと開けるようなイメージで．

つまり「ン」の点まで進み，赤玉直前で止まってふすまに「そっと手をかける」ようにアングルでヒダを押して内腔を向くか，次の「ン」の基準のヒダを見つけて連続での「ン」を開始します（図6）．

ここでのコツはアングルをかけすぎないことです．ふすまを「そっと」のイメージを忘れずに．ねじりやアングルのかけ過ぎはステッキ現象を引き起こすことになるので注意が必要です．「そっと」ふすまを開けるようにうまくヒダをよけることができなかったりすると，しっかり内腔を捉えられずスコープが抜けてしまうことがあります．

でも，ちょっとくらい抜けてしまっても大丈夫（^^）．

抜けたときはその直前の動作で何らかの"無理"があった証拠なのでそこはリセットのチャンスと捉えましょう．無理な力を残さないことを各所で繰り返すことのほうがずっと重要です．少々抜けてもいったん入ったところまではすぐに挽回できます．

無理なpushやねじれが残るとあとで困ることになります．

Check point

2 赤玉直前まで進んだら，対側のヒダを「そっとめくるように」アングルでかわし，内視鏡を管腔中心にコントロール！

Action!

実践：手順をおさえる

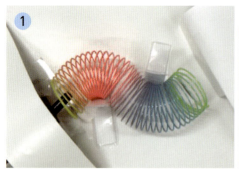

①「ン」の基準のヒダを決める
はじめは一番手前にあるヒダでOKです．

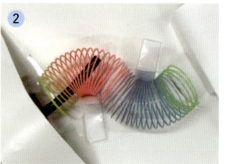

②「ン」のターゲットになる点，「ン」の点まで進む．
基準のヒダより数ヒダ奥（口側）の点です．

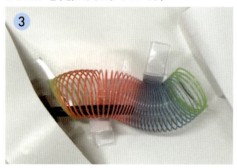

③管腔の中心方向を向く
アングルや半回転以内でのスコープの（左手を使った）回転です．

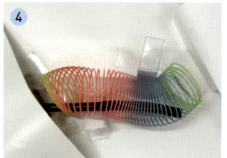

④次の「ン」の点に進む

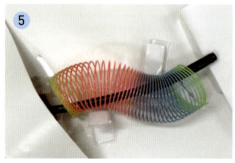

⑤「ン」を繰り返すことで，いつの間にか①に比べ，腸管の曲がりが緩やかになっていることがわかります．

　この「ン」の点を狙って挿入していくテクニックは，大腸のどこでも同じ，最も基本となる技です．
　大腸は決してまっすぐではありません．大なり小なり屈曲を乗り越える作業を繰り返して挿入することになります．腸管の屈曲しているヒダの最短コースを通って越えていこうと思って目標となるヒダのすれすれをすり抜けたとしても，**図7 A**のように次の管腔でシャフトが腸管壁を押してしまう小さな「ステッキ現象」を起こしやすくなります．

これに対し「ン」の点を狙ってアウトコースを進み，シャフトで基準のヒダを，ふすまを開けるように"そっと"押さえながら進むと，結果的に屈曲を緩める方向に内視鏡先端が向く（図7 B）ことになります．この動作をpushしすぎることなく繰り返すと腸管の屈曲が小さくなり，最終的に内視鏡に力が伝わりやすい形をキープしたまま進めるのです．

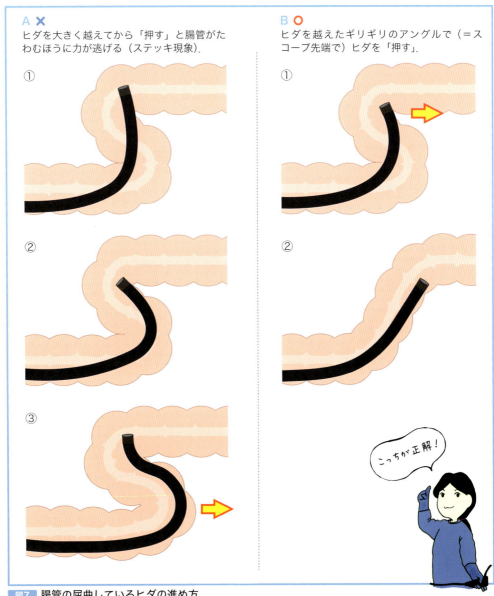

図7　腸管の屈曲しているヒダの進め方

　理屈だけ聞いていると頭に「？」がたくさん出てきてしまいそうですが，頑張ってついてきてください！
　「ン」の点を狙うことを繰り返していくと，図8 のようにハウストラ

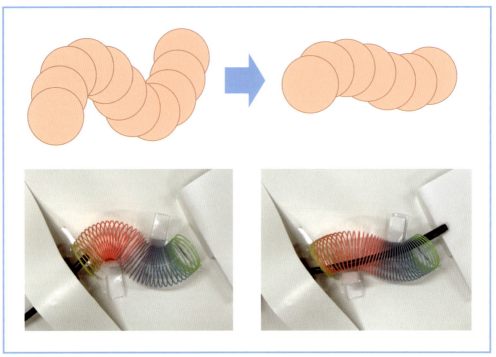

図8 ヒダのズレを整えながら進む
「ン」を繰り返すうち，ハウストラをそれぞれ円とイメージして，そのズレを整えながら進んでいくようなイメージ．

のズレている円を少しずつ中心に集めながら進んでいくようなイメージとなり，腸管をpullで直線化して入っていくという挿入法とはまた違うのですが，腸管の細かい屈曲をまっすぐに調整しながら進んでいくようなイメージになります．少し内視鏡がしなって戻る，この手ごたえと，「ン」の基準のヒダを内視鏡が押さえているようなイメージをとれるようになると，「ン」だけで大抵の局面を乗り越えることができます（**図9**）．基準のヒダを越え，「ン」の点にぶつかってさらにpushすると「ン」の点のあるヒダを押し込み，ステッキとなってしまいます．ここでpushをぶつかる直前にアングルと回転でかわしてください．

　「ン」の基準のヒダはどの角度でもOKです．
　自分でどこを基準にするかを決め，基準のヒダから「ン」の点をイメージして挿入します．うまく赤玉を回避しながら基準となるヒダを前へ前へと移していくことが大切です．
　ドカン状に腸管がまっすぐ見えるときでも，真ん中を狙った挿入ではなく，「ン」を意識して，挿入の基本である腸管の外側外側を通るコースを自然に描くようになるのが正解です．「パワーレス挿入法」では，この"そとそと（アウトコース）狙い"こそ重要です．

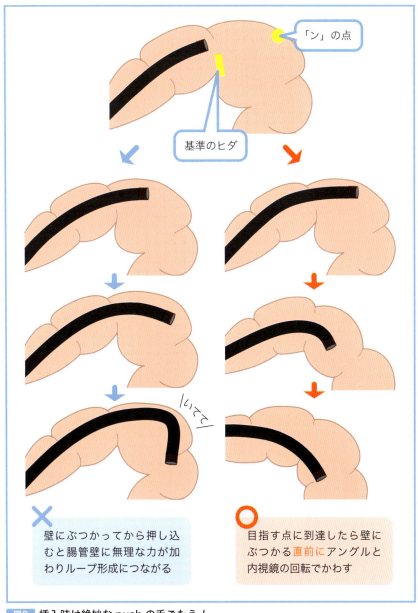

図9 挿入時は絶妙なpushの手ごたえ！
無理なpushを避けるために，カーブを超えたら右手を放し内視鏡の力を解放する．腸管に押し返された分は余分な力が加わっていると考える．

　「ン」の点を狙って挿入すると腸管のアウトコースを入っていくことになります．インコースを入って最短距離で入るほうがよくないか？と思ったあなた，いえいえもう少しお付き合いを．スコープのしなりを活かす「パワーレス挿入法」では腸管のアウトコースを狙って（図10）進んでから内腔を捉えることで，スコープのシャフトの部分が基準のヒダを押さえることになり，結果的に腸管の角度が緩くなり，無理なpushやループ形成を回避できるのです．

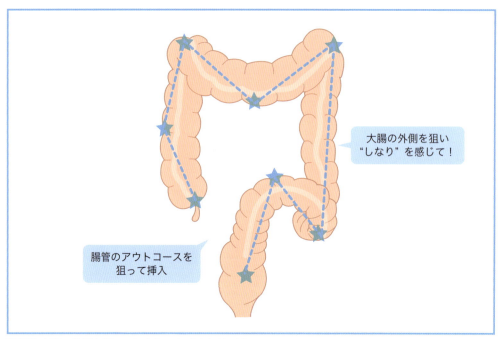

図10 大腸の外側を狙い"しなり"を感じながら進める

3 はじめは欲張りすぎず，数ヒダずつ「ン」を繰り返そう

4 「ン」の点に到達したときに腸管壁にぶつかり赤玉にならないよう寸前で回避

5 赤玉になれば迷わず引いてやり直す．pushの無理を残さないように！

Column イグアナの独り言 －大腸内視鏡検査ワンポイントアドバイス－

内視鏡の視野って

　内視鏡画面で「見えている」位置と内視鏡が実際に「いる」位置にズレがあることを意識していますか？

　最近の内視鏡は視野角が広くなってきているので，だんだんそのズレは小さくなっているわけですが，実際には思っているより内視鏡先端と見えている画面はズレています．

　内視鏡のフードを装着し（パワーレス挿入法ではフードは推奨していません），フードがギリギリ見える位置にした場合，どのくらい先端から出ているのか，内視鏡から処置具を出したときに，処置具が見える位置まで出すと実際に鉗子孔からどれだけ出ているのか，一度はちゃんと確かめておきましょう．

　内視鏡で水の吸引や組織を吸引回収するとき，スネアやナイフによる切除を行うとき，もちろん挿入するときも「見えるギリギリ」は内視鏡先端よりも前であることを意識することで粘膜との距離感の取り方（＝間合いの取り方）が上達するはずです．

Column イグアナの独り言 —大腸内視鏡検査ワンポイントアドバイス—

抜けてしまうのが「もったいない」は捨てましょう

　大腸の挿入は直腸から順次挿入していく過程で，どこで「最難関ポイント」がくるか症例ごとの予想は難しいものです．もし，その場を何とかギリギリ切り抜けられても，そこで無理な"ねじれ"や"たわみ"などが残ってしまうと，その口側挿入の難易度がグッと上がってしまいます（実際，初学者の手詰まりを交代して立て直すより，直腸から入れ直すほうが大抵の場合簡単なんです．でもせっかく初学者の先生が入れてものをズバ〜ッと抜くのはどうかと思うので，技を駆使してその場でできるだけ何とかしてあげるようにしています．これ，実はとても「自分の」訓練になりますし，上級医がいかに困難部位を切り抜けるかを見るのも勉強になるチャンスですよ）．

　若手の先生に指導するとき，必ず「1症例で無理はただ1回のみ」と呪文のように教えています．もちろんその無理は1回も使わないのがベストです．つまり最後まで温存する（＝できれば無理は1回もしない），これを死守してください．

　無理をして入れたあとは必ずその口側がより難しく，そしてさらに無理が必要になり……悪循環にハマります！　無理な push はあっさり右手を離して抜けてしまいます．

　「せっかく越えたのに〜もったいない〜」の感覚は捨て去ってください．

　抜けたところはすぐリカバリーできます．しかも，2回目はより簡単に越すことができるはずです．無理して越えた手ごたえを右手で"ギュっと"keep しないでください．次の action に移るときに抜けてしまったら自然な形でなかったから，それを戻す chance なのですから．

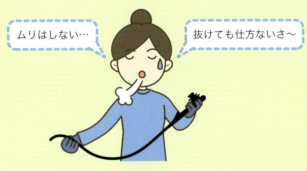

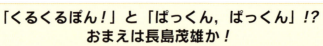

「くるくるぽん！」と「ぱっくん，ぱっくん」!?
おまえは長島茂雄か！

　しばらくすると，結城先生から「大腸の挿入をどうやっているか，少しわかってきました！」とのこと．これで結城の挿入法が解明できるかも!!　とかなりワクワクしながら結城先生が検査をしているそばに，まずは挿入の要となっているSDjを越えるところから説明を聞いてみることに．

「先生，SDjの越え方はくるくるぽんです！」

「はぁ？　く，くるくる……？」

結城先生はいたって真面目な顔で，特段ふざけているようなそぶりはありません．

「ハイ！　ほぼ全例くるくるぽんでいけます！　それじゃあ，やってみますよ」

　いつものように，あっさりとSDjを通過…….

「くるくるって何がくるくるで，どうやったらそれがくるくるなるの？　それに一体どこがぽんだったの？」
「画面がくるくる〜って回って，1時方向に次の管腔がきたらぽんすればおしまいです！」
「何をどうすれば画面がくるくるして，ぽんは何をしたの？　それに次の管腔なんて見えてないじゃん」

「………」

「………」

　気まずい雰囲気のなか，今度は横行結腸の越え方に．

「横行結腸は，ぱっくん，ぱっくんで越えるんです！　こっちのほうがわかりやすいかも〜」
「ぱっくん，ぱっくん？　な，何じゃそりゃ！　どこがわかりやすいんじゃ!!」

　結城先生は自分で「ぱーっくん」と大きな声を出しながら挿入しているかなり奇妙な光景！　さらにそのまま挿入して，結城先生は「うまく説明できたでしょ」みたいにドヤ顔　結城よ……，そんな説明でわかるはずがないだろう！　大腸の検査しているときに，何がくるくるポンとぱっくん，ぱっくんだ!!　おまえは長

島茂雄かぁ!!

　どうやら，かなり感覚的に挿入をしていることだけはよ〜くわかりました．

　なんと結城先生は，内視鏡検査中は「カメラの先端に自分がいる」のだそうです．大腸の検査中はまるでジェットコースターに乗っているような大迫力の感覚なのだとか……．

　きっと長島茂雄のような才能と，独特の感覚をもちあわせているのでしょう．

　その後，しばらくしつこく質問をしてみるも，具体的な方法はなかなかつかめず……．解説を聞きながら何度検査を見学しても，これ以上の説明は難しいらしく．いつの間にやら結城先生の挿入法の解明はすっかり暗礁に乗り上げてしまい，気がつくとそのまま数年間が経過してしまいました．

第2章 実践編 －目からウロコ！ パワーレス挿入法習得術－

2 目からウロコの「くるくるぽん！」

Check point

1. SDjのヒダが4時方向になるようにコントロールしよう
2. 4時に出すのがあくまで基本形．4時方向に出せれれば「ン」の応用と捉えられる
3. 違う方向に出た場合，それより肛門側の挿入から調整しよう

スゴ技！ "SDj"攻略 Technic！

◎ウエイトレスで"SDj"を攻略しよう！

1 「くるくるぽん！」のイメージと進め方

ウエイトレス	upアングル
くるくる	ぽん！

まずは全体の流れを動画で確認してみてください（動画1 ▶ 2-2，動画2 ▶ 2-3）．

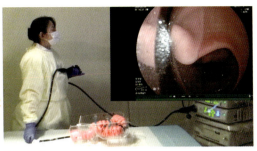

動画1　「くるくるぽん！」右手の動き

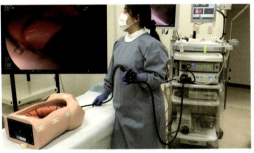

動画2　「くるくるぽん！」左手の動き

「ウエイトレスって何だ!!」と怒らないで

あせらず続く解説へ進みましょう．

ヒダを4時にコントロール !?　どこかで見ましたよね．

そう！　前述の「ン」の基準のヒダと同じです．

SDjでもこの基準のヒダの「ン」の点を目指してややアングルをupにしつつ，軽いpushで進めます．ここでアングルを内腔方向に向けますが，SDjはヒダが他より深いので，単にちょっとアングルを操作しただけでは下行結腸に潜り込めません．

そこで「ウエイトレス（＝くるくる）のポーズ」と「upアングル（＝ぽん！）」を使って進みます．

S状結腸を素直に「ン」で挿入し，とうとうSDjに到着しました．SDjは難所と思っているあなた，大丈夫です！　SDjは「くるくるぽん！」の術があれば怖くありません．

ここまでの挿入で内視鏡に少々のしなりが生じているはずです．無理に引いて短縮する必要なし！　「引きすぎ禁」です．このしなりを推進力に変えて一気にSDjをすり抜けましょう．ここまで「ン」のテクニックを使って順調にSDjへと到達していれば，**スコープは自然なカー**

ブを描いており決して直線にはなっていません．

ただし，押しすぎるとループになるので注意します．右手でスコープと腸の抵抗を感じるほどpushをためないように心がけましょう．「ン」を繰り返しながら，pushし，右手を内視鏡からこまめに離すとき，抜けてくるようなら押しすぎです．逆に内視鏡が引き込まれるなら引きすぎ．怖がらずに右手は完全に離しましょう．適度なしなりに慣れてくれば，手ごたえでわかるようになりますよ．

「ン」を繰り返しているうちに，管腔が強くカーブしているために，「ン」だけでは切り抜けられない局面にやってきました．

そこがSDjです．

このとき「ン」の基準となるヒダにあたるのが，SDjのヒダになるような角度で捉えられていれば「ン」の応用で越えることができます．いつもより大きくヒダを越えるので，オーバーな「ン」をするのです．

これが「くるくるぽん！」の真髄です．

SDjのヒダをdownアングルで捉えると，スコープは患者の背面にきています（図1）．そして，ここでS状結腸は直線ではなく緩やかに頭側へカーブを描いています．このカーブこそがスコープに推進力を与えてくれる「しなり」です．

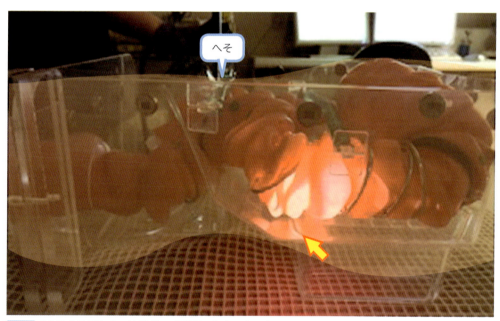

図1　「くるくるぽん！」は患者の「背側」からスタート

SDjのヒダに down で「引っかける」ことができたとき，スコープの先端は患者の「背側：⇨」を押し下げるような形になっています．

ここでスコープを半回転させると進むべき管腔がモニター画面上のup方向にやってくるので，下行結腸を"すくい上げる"ようにアングルをupにすることで，S状結腸にたまっていた「しなり」が解放され，その推進力によって下行結腸へスコープが入ります．動画1 ▶ 2-2よりしなりを強調したものが動画3 ▶ 2-4です．まるで棒高跳びのように，手前でのスコープのしなりを推進力として解放します（図2）．

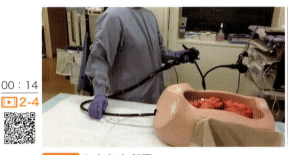

動画3 しなりを利用
S状結腸をしならせた力を下行結腸の前進力に解放する！

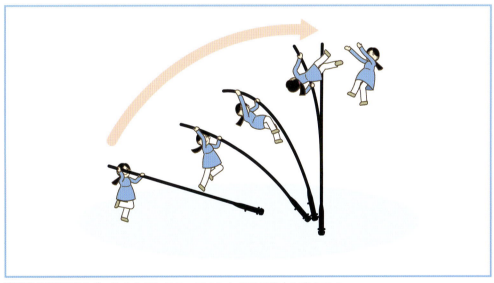

図2 棒高跳びのポールのようにスコープのしなりを推進力に変えて！

　次に実際の「くるくるぽん！」の流れを各部位でのActionに分解して確認してください（動画4 ▶ 2-5，動画5 ▶ 2-6）．

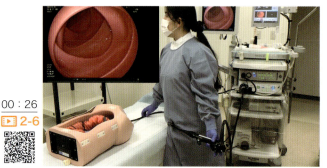

動画4 「くるくるぽん！」（左手側から）

動画5 「くるくるぽん！」（右手側から）

　さて，「くるくるぽん！」をきれいにキメるために，大切なポジショニングですが，このSDjのヒダが4時にくる画面，大腸以外で見慣れたものを思い出しませんか？

　そうです！　上部消化管内視鏡での十二指腸SDAです（図3）．つまり十二指腸下行脚に胃の大彎でたわんでいる内視鏡の「しなり」を使って送り込む，あの状態をイメージしてください．

　この十二指腸下行脚への挿入は，胃の大彎をスコープが足側に押し下げた内視鏡が，たわんだ状態で十二指腸球部に入り，アングル操作と右ひねりをしてスコープを引くと，胃のたわみがとれて，スコープは小彎に沿って「直線化」に近い形となり，スコープ先端が前に進んで十二指腸下行脚へと入ります．

　十二指腸とはモニターに映し出される画面はそっくりですが，患者の体の向きが90度ズレていますから，おのずと検査医の手の動きの角度がズレている，と考えるとわかりやすいと思います．

　上部消化管内視鏡検査で十二指腸に入ることができないままに大腸の内視鏡をしている先生はいないでしょう．「十二指腸に入れるのが難しいよ～」と言っていたのは，内視鏡を握りはじめたごく初期の頃ですよね（あのときの初々しさを思い出して……遠い目……）．

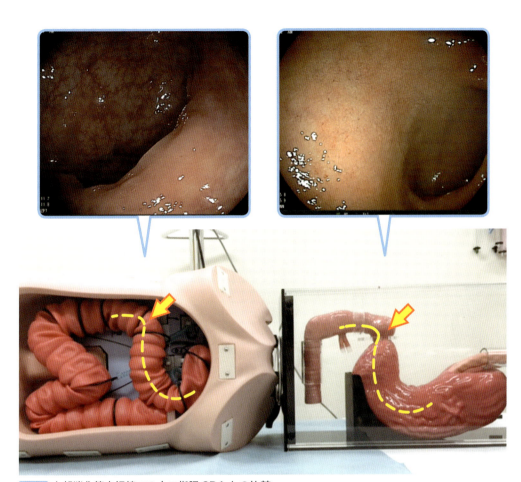

図3 上部消化管内視鏡での十二指腸 SDA との比較
くるくるぽんでしならせた S 状結腸からの大腸の SDj とストレッチする前の十二指腸の SDA は横から見るとそっくり！

　　　　　SDj も同じです．「くるくるぽん！」のコツがつかめれば "難しい" なんて感じることはなくなるはずです．

> **Check point**
> 1　SDj のヒダが 4 時方向になるようにコントロールしよう
> 2　4 時に出すのがあくまで基本形．4 時方向に出せれば「ン」の応用と捉えられる
> 3　違う方向に出た場合，それより肛門側の挿入から調整しよう

2 「くるくるぽん！」の原理

　S状結腸を「ン」を意識しながらSDjまで進んでいくと，先にも説明したようにスコープは直線状ではなく，自然なカーブを描いてSDjまで到達しているはずです．

　ここまでの操作で細かく右手をスコープから解放していますので，押しすぎてのループでも，引きすぎての直線化とも違う，スコープが腸管の自然な走行に近い状態となっていると思われます（特に腹部術後で癒着を有するような場合などは，S状結腸を直線化するより，この形で挿入するほうが腸管への負担を減らし，痛みも軽減できると思います）．ここで「くるくるぽん！」のAction Ⓐ（p.56 ～ p.57）❶，❷，❸を行ってスコープ先端をSDjのヒダにdownで「引っかける」ことができたとき，スコープの先端はSDjの「背側」にきています．これは実臨床ではどこの位置かわかりづらいですが，コロンモデルで行うとよくわかります（ 図3 ）．

　引き続いてAction Ⓐ ❹の「ウエイトレスのポーズ」を行うと，なだらかなカーブを描いたS状結腸はへそ側に立ってくる方向に動きます．つまり，管腔内のスコープはSDjと直腸の間にかかった緩やかなブリッジ状となります．このとき，スコープの先端はdownアングルをかけている状態になっていますので，upアングル方向が下行結腸の管腔側の方向となります（ 図4 ）．

　そのため，Action Ⓐ ❺「ぽん！」でupアングルをかけることによって，SDjのヒダを"お腹側にめくりあげて"スコープ先端を下行結腸へ滑り込ませることができます．このとき，ブリッジ状になっているスコープのしなりが下行結腸側に解放されるため，一気にスコープ先端が脾彎曲付近まで到達するのです．

　何度も説明していますが，「くるくるぽん！」を行うとき，基本的に右手はスコープから離していますので，腸管を傷つけるような無理な力が腸壁にかかることはありません．もしどこかのヒダに引っかかったり，うまくウエイトレスのポーズがキープできたりしていなければ，力はスコープが抜ける方向に向かうはずです．スコープをギュッと握り，右トルクをかけたままSDjを「ねじり越える」方法のほうが，腸管に負担をかけてしまう可能性が高いと思われます．あくまで右手を離して内視鏡をフリーにして行いましょう（Action Ⓑ，p.58）．

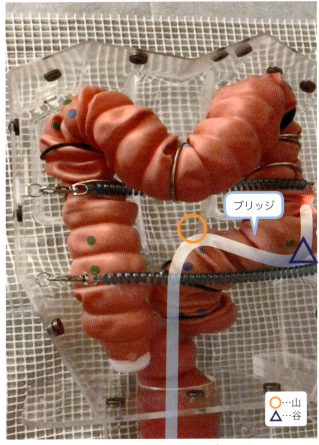

図4 SDjと直腸の間にかかった穏やかなブリッジ

重要　ウエイトレスって!?

「くるくるぽん！」をするとき，非常に重要なポイントとなるのが"秘術"ウエイトレスのポーズです．
　基礎編で述べたスコープを「おこす」とは違う「あげる」動作がここで登場します．SDjのヒダにdownアングルで入り込んだあとに左手のひらが上を向くようにスコープを上げる前述のAction Ⓐ ④のときに，ちょうどスコープはSDjのヒダに引っかかったような状態になり，右手を離そうが，少々蠕動がこようが，動かないような安定した状態になります．
　ここで焦ることなく蠕動やタイミングを見計らって下行結腸へ内視鏡を滑り込ませるために，微調整をする間，左手がだんだん下がってきたり，スコープネックが下がってきてしまうと，SDjのヒダにしっかり入り込んだスコープヘッドの方向がズレたり，または手前に抜けてしまったりします．
　あくまで左手のひらを上に向けた状態を基本にネックの高さを調整します．
　イメージとしては左手で支えたお盆にコップを載せたまま作業をする感じです．うっかりモニター画面や右手の動きに気をとられ左手が倒れてしまうと「コップが倒れて」，挿入もうまくいきません．どうも「くるくるぽん！」がうまく決まらないな，というときは左手のひらの向きに注意してみてください．コップに入れた水をこぼしてしまわないようにしましょうね．

Action! A

SDjのヒダが4時方向になるようにコントロール

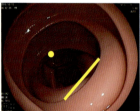

00:08 ▶ 2-5-1

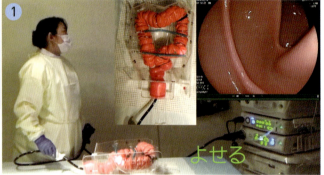

右手でスコープを「寄せる」
スコープを寄せると先端が回転します．

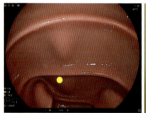

SDjのヒダ（画面の外）

00:06 ▶ 2-5-2

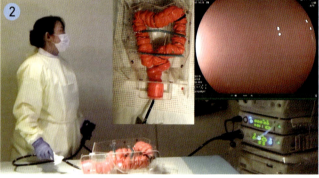

upしながらpushすることで「近づく」
SDjを基準のヒダとするときの「ン」の点に向かって進みます．

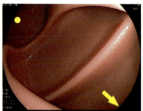

00:05 ▶ 2-5-3

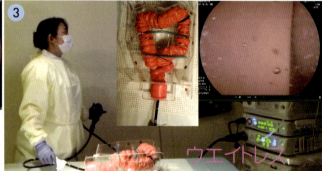

downでヒダに「引っかける」
SDjのヒダの一歩奥にスコープ先端が入り込みます．

スローモーション動画
2-5-1〜4, 2-6-1 は，それぞれの解説に該当する場面から始まる動画です．動きは一瞬ですので，スローモーションで全体を通した動きもあわせて確認してください（2-5-S, 2-6-S）．

 00:22
 2-5-S   2-6-S

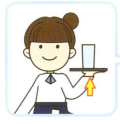

00:04 2-5-4

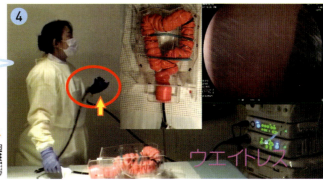

左手全体でグリップを「あげる」
スコープのネック部分の位置を意識しながら左手（＝グリップ）を持ち上げます．あくまで「おこす」と違う動作であることに注意．この動作こそが左手のひらが上を向き，あたかもグリップをお盆に見立てた「ウエイトレスのポーズ」となります．このポーズをすると，モニター画面は反時計方向に"くるくる"と回転し，管腔の方向が1時にきます．コップの水がこぼれないように注意しましょう．

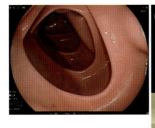

00:09 2-6-1

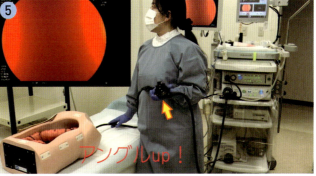

アングル「up」
スコープが進む方向を思い通りに向けば，「しなり」が一気に解放され，自然に内視鏡先端は下行結腸に入っていきます．

Action! B

SDjのヒダが4時方向になるようにコントロール

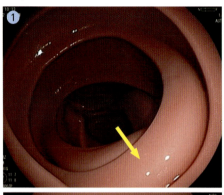

SDjを同じ角度で捉える
- 管腔の行く先が大きく曲がるところ
- 行く先が4時（→）方向になるように
- 違う角度なら，その手前が何かおかしいかも!?

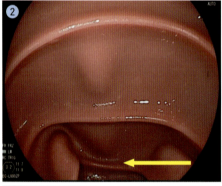

「寄せ」て「近づき」，「引っかける」
- 右手で内視鏡を自分の体に近づける
- 画面で中心点が左へスライドするはず
- ここで画面が動かない場合，どこかに「ねじれ」が残っているかも!? 少し前に戻ってやり直します（急がば回れ）
- アングルをupにしつつ「ン」の点に近づき，SDjのヒダにdownで引っかけます

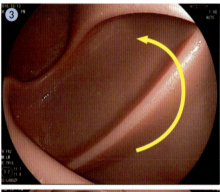

「くるくる」＝ウエイトレス
- 左手で内視鏡を「あげ」ます
- このとき内視鏡を「おこす」のではなく「あげる」ウエイトレスのポーズです！
- 内視鏡画面は反時計回りに回転

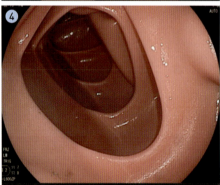

「ぽん！」＝アングルup
- 内腔が1時にきたらアングルをupへ！
- 内視鏡のしなりが推進力となり下行結腸に挿入
- 内視鏡と蠕動のタイミングによっては一気に脾彎曲まで進めます

MEMO

イレギュラーのときには①

　下行結腸に一気に「ぽん！」と入らなくても慌てて右手で内視鏡を引いたり，ウエイトレスのポーズを解除したりしないでください．

　SDjでしっかりウエイトレスのポーズができていれば内視鏡先端は確実に下行結腸の入り口を捉えています．

　うまくいかないときは下記のような状況が想定されます．それぞれを試し，それでもうまくいかないときは，いったん引いてSDj手前からやり直します．

1）蠕動に引っかかってしまっている

　この場合ウエイトレス状態ではSDjから下行結腸の入り口には内視鏡先端が入りかけているはずです．そのままの角度でじっとチャンスを待ちます．あとは蠕動波をやり過ごしてから下行結腸へそのまま挿入します．

2）角度が合っていない

　はじめは「抜けてしまいそう」な気持ちが先に立ち，どうしてもウエイトレスのポーズを"しすぎ"てしまう傾向があります．

　最後の「ぽん！」はupなので，管腔が12時方向あたりにないといけないのですが，ウエイトレスのポーズ過ぎでsweet spotを通り過ぎていることがあります．このときはあくまで「少しずつ」角度とアングルを調整して内腔方向を探りましょう．

3）SDjが4時に出ない

　できるだけ4時で「くるくるぽん！」を決めたいところですが，4時になくてもそれぞれ角度を90度，180度など全体のアクションを変えれば同じことができます．慣れてくれば「逆くるくるぽん！」もできるようになります（筆者も実はたまに逆バージョンを行っています）．できれば，はじめは4時に捉えて行うようSの手前の入りからやり直しましょう．

MEMO

苦手なパターンを知っておく

　S状結腸を直線化しないことによるweak point，つまり苦手な症例もあります．お腹が大きな患者さんがその代表です（いわゆるビール腹の中年男性のような患者さんは，正直ちょっと苦手なのです）．お腹の中の"遊び"が大きくなっているためか，S状結腸のカーブで力が逃げてしまい，スコープ先端に力が伝わりにくくなってしまうことがあります．ですが逆に，痩せ型の女性やS状結腸に憩室が多発して腸管の緊張が高い症例など，通常では挿入が難しいとされる症例でも，この挿入法であれば得意とする症例に変わることも多いのです．

　はじめにも書いたように，挿入法はいろいろな"お作法"がありますが，一つに固執するのはなくうまく取り入れて，ある方法で成功しなければ他の方法もできるよう，臨機応変に対応できることが必要です．そのなかでの基本の技がこの「パワーレス挿入法」となれば嬉しいです．

SDj 攻略後 下行結腸から脾彎曲まで

　「くるくるぽん」がうまく"決まれば"スコープの先端は手前のS状結腸のしなりを利用して脾彎曲のすぐ手前（2～3ヒダ手前）まで到達しています．蠕動などの関係で一気に進まなくても，慌ててスコープを引きすぎなければ，スコープはヒダをかわしながらだんだんと奥に進みます．このときのスコープは（図4，p.55）のような状態になっています．つまりS状結腸は直線ではなく，少しカーブを描いている状態で決して「まっすぐ」にはなっていません．この状態は腸管の自然な走行に近い形になっており，下行結腸以深への挿入する際にも，腸管への過度なストレスを回避しやすいと考えます．

　S状結腸でpushが逃げてうまく力が前に伝わりにくい，そんなときスコープのpullと右手の時計回り方向トルクでスコープを直線化したくなるところですが，このパワーレス挿入法では"引きすぎ禁"で"ひねらない"ですから，スコープをぐいぐい引いたり，ねじり倒したりしないように！　S状結腸が少々カーブを描いていても下行結腸で進む適切な"向き"があるのです．コロンモデルとは違い，外から見えない実際の症例において下行結腸でスコープが正しい向きになっているかどうかを確認するヒントとなるのは，重力方向，つまり腸内の液面です．

　「くるくるぽん！」で挿入し，次の局面へ正しく進めている場合，（仰臥位において）腸管内の液面は画面左側にあるはずです．もし左になっていなければ余分なたわみや回転が残っているため，少しずつ左手の位置を上げ下げ（＝内視鏡の回転），pullや上下・左右アングルを調節して液面を左側にもっていきます．

　ハンズオンの場でよく見られるのは，ウエイトレスを"しすぎ"のことが多く，ちょっと左手を下げたほうがよい場合が多いです．下げすぎてウエイトレスのポーズが崩れると手前へ抜けてしまいますが，"抜けても平気"ですから……．

　再度「くるくるぽん！」からするのでしたよね．

　正しいスコープの状態（＝向き）にできると，腸管とスコープがうまく馴染み，そのあとの挿入はスコープをpushしたときにわずかなS状結腸のたわみを伴ったままで進んでいくようになります．

　これ以降も，適宜右手はスコープから離し，余分な力を解放しながら挿入することが大切です．

> **Column** イグアナの独り言 ―大腸内視鏡検査ワンポイントアドバイス―

ブレークスルーはきっとくる！

　若手の先生と大腸内視鏡検査をしているとき，こちらも，頭のなかで思っていることや，やりたいことをなかなか100％伝えられないことが多いものです．

　なかなかできないから……と，この「パワーレス挿入法」の追求をやめてしまわないでください．

　あるとき突然に「あー，こういうことか」と，頭での理解と同時に再現できるブレークスルーは必ずやってきますから，いったんこの"納得・体得"のときを迎えてしまえば，できなかったときのことは嘘のように，すんなりできるようになります．

　以前，当院で研修していた若い先生が最初のうちは上達がみえていたのに，数か月進歩が足踏み状態になるいわゆる「スランプ」に陥っていました．それでも辛抱強くpushを我慢，何度抜けてもやり直す，を繰り返していたある症例で，まさに筆者がやるのと同じタイミングでできたとき，後ろで見ていた私も「あ，今のそれ！」と思いましたが，その若い先生が満面の笑みでこちらを振り返り「押さずに合わせるのってこれですね!!」と言ったとき，これぞブレークスルーと感じた瞬間がありました．

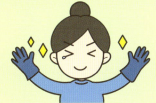

　これは今でもその情景をはっきりと思い出すことができる，とても嬉しい瞬間でした．

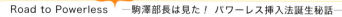

よ〜し！だったらまずはワシが結城の挿入法をマスターしてやる!!

　当院は人間ドックも数多く行っており，今ではかなり一般的になっていますが，当時はまだ珍しかった経鼻内視鏡を自分が当院に赴任した 2006 年にいち早く導入．経鼻内視鏡に関する臨床研究を多く行っており，学会発表や論文発表もかなりたくさんしている施設です．経鼻内視鏡の分野ではある程度名が知られている施設だと思います（実際，結城先生は経鼻内視鏡界では全国的にもかなり知名度は高いと思います．医学雑誌や学会のランチョンセミナーなどで結城の名前を見かけたことのある方もおられるのではないでしょうか？）．ちなみに最近話題の「女医のキャリアアップ支援」でもかなり頑張って活動されています．もちろんそれらは敏腕部長（おわかりとは思いますが，駒澤のことです）のおかげによる……，ということに勝手に決めています．

　その得意な経鼻内視鏡もだんだん臨床研究や学会発表のネタがなくなってきてしまい，今後は新しい分野の開拓が必要になっていました．
　そこで，「結城先生の大腸内視鏡挿入法」を当院の新しいウリにして，もう一旗揚げよう〜という苦し紛れの提案をして，この苦境のなか，何とか部長としての威厳と体裁を保とうとしました（そもそも，そんなものは，はじめから皆無なのですが……．カリスマ性ゼロ部長）．

　まずは，「消化器内視鏡学会の大腸挿入法のセッションで発表しよう！」というのを第一目標に決定．
　しかし……です．結城の挿入法解明はあっさりと挫折したまま長年放置．一番近くにいる自分が理解できないことを，どうやって学会で多くの人に伝えることができるでしょうか．ましてや大腸挿入法セッションは人気が高く，毎回全国でも有名な大腸挿入マイスターの先生たちや超ハイボリュームセンターの先生が発表されていて，ちょっとやそっとでは採択も難しい状況．
　そこで一大決意．
　よ〜し！　だったらまずはワシが結城の挿入法をマスターできるよう，必ず解明しちゃる!!　オジサン Dr の一大決心です．

　今度は失敗しないよう，まずはコロンモデルを使用して，内視鏡画面・結城先生の手や腕の動き・コロンモデル内での内視鏡の挙動など様々な角度から検証，そして結城先生への質問攻撃．実際の検査では結城先生にそばについてもらい，いろいろ聞きながら実践．
　なかなか思い通りにいかず，時には患者さんの前で大げんか．休日には内視鏡室に弁当まで持ち込んで，コロンモデルを使ってああでもない，こうでもないと一人で孤独に格闘．当院のコロンモデルはボロボロになり何か所も穴を補修した

ツギハギだらけになってしまいました．
　でも，その甲斐あってか，1つ，また1つと結城先生の挿入のコツが理解でき，実際にできるようになりました．そして実際の臨床でも挿入法は大きく変わり，挿入時間は格段に短縮し患者さんにも喜んでもらえるようになりました．
　過去の挿入法を脱ぎ捨てた，New オジサン Dr の誕生です‼

　ある程度まで「人にも説明できる・教える」ことができるまでになり，検査医も患者さんも楽チンに検査できることから「パワーレス挿入法」とネーミング決定！　内視鏡学会での発表も無事に採択されました．
　でも，どうしてもこの挿入法のキモである「くるくるぽん！」が今ひとつ上手に再現できず苦しんでいました．
　ですが，最後の最後にちょっとしたきっかけで「ウエイトレスのポーズ」に気がつきどうにか解決（詳しくは本編参照！）　まさに「目からウロコ」でした．

　普段の内視鏡手技や今までの挿入法での教えとは大きくかけ離れたコツがいくつもあり，島根県の片田舎にある小さなガラパゴス諸島で，たった1人でこの挿入法を編み出した結城先生のすごさを改めて実感させられました．その才能はまさにイグアナレベル（？）であり，さすが内視鏡変態であります．

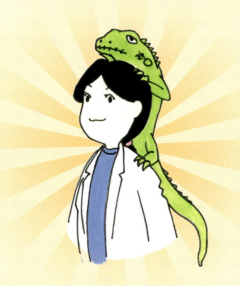

第2章　実践編　−目からウロコ！　パワーレス挿入法習得術−

3 目からウロコの「ぱーっくん」

Check point

1. 「up & push」からの「down！down！down！」アングルをupで画面の上を狙いながら挿入しよう
2. 内視鏡の推進力が十分に伝わらず腸がたわむときは，画面上で角度を調整

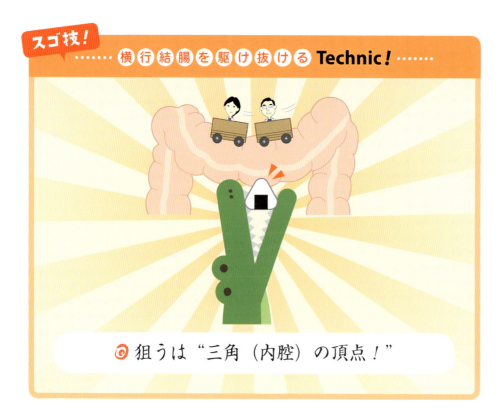

スゴ技！　……横行結腸を駆け抜ける **Technic !** ……

狙うは "三角（内腔）の頂点！"

1 「ぱーっくん」のイメージと進め方

up + push	down
ぱ〜〜〜〜っ	くん

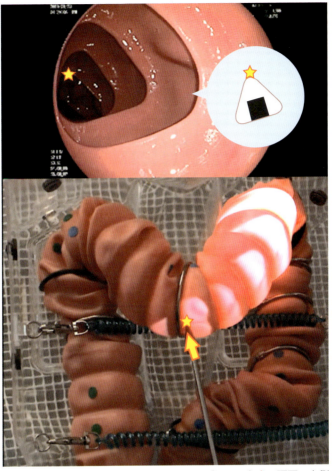

図1 スコープを進める実際の目標となる「ン」の点★は画面の上側

この「ン」の点★は実際には患者の足側になり，写真の指し棒で押さえたところ（➡）が管腔内の★になります．

　ここまでの挿入がうまくいっていれば一気に横行結腸を駆け抜けます．ジェットコースターのような爽快感を感じましょう！

　ただし，横行結腸はこれまでの余分なたわみを解消したり，ループになっていればリセットしたりするチャンス！

　横行結腸にスコープ先端が入った時点でスコープが"ある程度"直線化されている手ごたえを確認し，挿入を開始します（ただし何度も言いますが，引きすぎ禁！）．

　横行結腸は内腔が結腸ひものために三角に見えることが特徴ですが，その三角のどこが体の頭側なのか足側なのかを見極めます．ここまでの挿入が無理のない形でできていれば，upアングル方向が患者の足側になっているはず（図1）．

　このとき決して内腔の中央を狙ってはダメ！

　横行結腸に到達したら，いよいよ「ぱーっくん」の出番です！

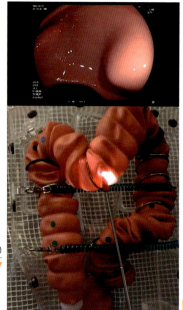

00 : 40
2-7

動画1 画面の上側が患者の足側

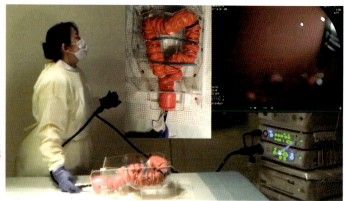

00 : 24
2-8

動画2 「ぱーっくん」の挿入（右手側から）

　この「ぱーっくん」もここまで使ってきた「ン」を応用した挿入法です．
　横行結腸にスコープが到達すると，三角形の管腔がある程度先まで見通すことができます（図2）．ここで見える一番奥の画面下側がいわゆるmid-Tにおける目標となる「ン」の基準のヒダとなります（ここでは目標とする「ン」がこれまでと比べるとずいぶん先になりますね）．このヒダは画面では下側になりますが，実際には患者の頭側になっています．図1，動画1 2-7のようにスコープを進める実際の目標となる「ン」の点★は画面の上側になります．この「ン」の点★は実際には患者の足側になり，図1の矢印が管腔内の★になります．

　ここまで確認ができたらいよいよ「ぱーっくん」の開始です！

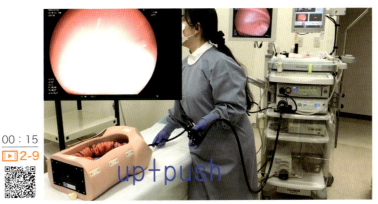

動画3 「ぱーっくん」の挿入（左手側から）

(動画2 ▶ 2-8, 動画3 ▶ 2-9)

「ン」の点★へはupアングルをかけながらpushで進んでいきます．これが「ぱーっくん」の「ぱーっ」になります．「ぱーっ」はワニが上を向きながら大きな口を開けてエサ（内視鏡では★）に近づくイメージです！　少しわかりづらいかもしれませんが，筆者のなかではいつもこのイメージでスコープを進めています．

横行結腸は比較的大きく動かしても痛みが出にくいので，ここでは内視鏡は大きく大胆な動きとなります．

ここで目標の「ン」の点★の赤玉直前までスコープ先端がきたら「ぱーっ」は終了．

これから「ぱーっくん」の「くん」のActionに移ります．この「くん」はmid-Tの「ン」の基準のヒダをdownアングルで越えていく操作になります（「くん」＝downアングル操作となります）．

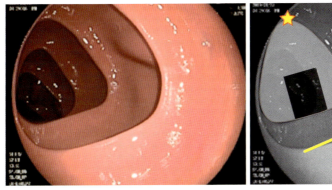 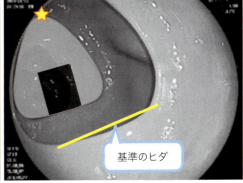

図2　横行結腸のおにぎりの頂点を目指せ！

横行結腸の三角形の管腔で見える画面下側が次の目標となる「ン」の基準のヒダで，その上のおにぎりの頂点（⭐）を目指してup+push！

この「くん」の操作では，しっかりとdownアングルをかけることがコツになります．慣れるまではdownアングルいっぱいまでdownをかけるとよいでしょう．
　つまり「くん」は，ワニが上を向き「ぱーっ」と大きく開けた口をガブっと閉じて，エサ（横行結腸のヒダに見たてた三角おにぎりの頂点）にしっかり噛み付くイメージなんです！　だから「くん」は上を向いたワニの顔が下向きになる，つまりdownアングルになります．これは実際の症例では恥ずかしいかもしれませんが，ハンズオンセミナーではみんなで大きな声で「ぱーっ」で上を向いて，「くん」であごを引く，という動作を交えた方法で練習してもらっています．こうすることでイメージがつかみやすく，また他の動作（左右へねじるなど）を封印するのにも役になっていると思っています．
　皆さんも恥ずかしがらずに，「ぱーっくん」で首の上下運動を加えてみてくださいね！
　このdownアングル操作だけで，スコープの先端はスコープのたわみを推進力に変えて肝彎曲まで一気に進むことができます（図3）．これで「ぱーっくん」の終了です．

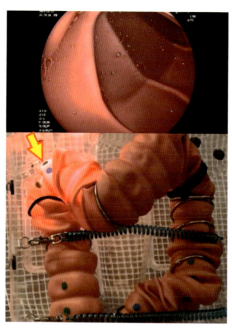

図3　横行結腸のおにぎりの頂点から down！down！
downアングル操作で，スコープのたわみを推進力として肝彎曲まで一気に進むことができます．

> **Check point**
> 1 「up & push」からの「down！down！down！」　アングルをupで画面の上を狙いながら挿入しよう
> 2 内視鏡の推進力が十分に伝わらず腸がたわむときは，画面上で角度を調整

2 「ぱーっくん」の原理

　up＋pushで横行結腸前半を進む間は横行結腸を足側に押し下げるので，体をお腹の上から見ているとして，横行結腸が下に凸となります．mid-Tのヒダをdownで捉えて横行結腸右側に入ると，下に凸だったそのしなりを利用した推進力によって肝彎曲まで内視鏡を滑り込ませることができます（図4）．

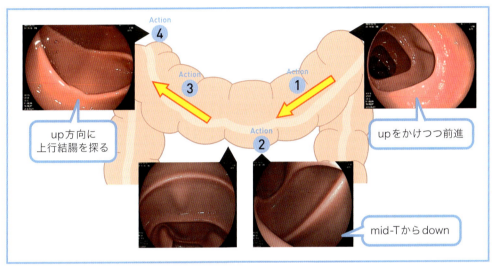

図4　横行結腸の「ぱーっくん」をAction❶〜❹（p.70〜71）に分解

　upをかけながら押すと多少S状結腸がたわんでいても内視鏡が前進します（Action❶）．このとき内視鏡は脾彎曲で頭側からmid-Tでの足側に向かって進んでいることになります．mid-Tで粘膜にレンズがぶつかる直前まで進め，そこからdownアングルでヒダを「めくる」と（Action❷），横行結腸でのしなりが戻る力で右側の横行結腸を進むことができます．

　このとき，まずはdownアングルだけでpushもpullもしないこと．

　ある程度downのみ（Action❸）で進んだら，そこで「そーっと」up方向に管腔を探りつつ（Action❹）方向と距離感を合わせましょう．

　シンプルなパターンであれば，up方向に肝彎曲から上行結腸への入り口が見えるはず．2回曲がりのときもあるので，ここでは焦らずそのときはもう一度"ぱーっくん"をしましょう．

　はじめはup方向に上行結腸を探すことに違和感があるかもしれません．肝彎曲は重力方向で体の下側になっているために水がたまっていることが多いので，慌てずその水を吸引し，視野を確保してから慌てず「up方向にあるはず」と思って探ってみてください．upに見えた管腔に向

かい，再度push（Action❹）し上行結腸へ入ります．
　このとき，スコープをひねってしまうと，当然ながら他の方向に行き先が変わってしまいます．騙されたと思って「邪念を捨てて」素直な内視鏡の向きのままでupを探してみてください．

Action!

横行結腸の「ぱーっくん」を4 Actionに分解

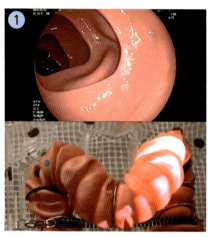
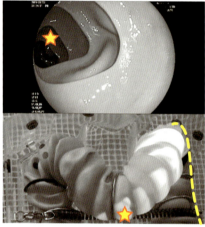

❶ 横行結腸でmid-Tに狙いを定めてアングルupしながらのpush

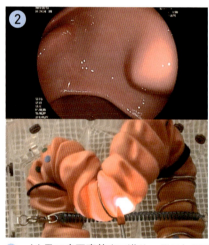
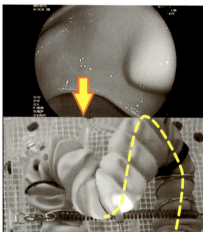

❷ mid-Tで赤玉直前まで進め，そこからアングルdown（➡）

> **スローモーション動画**
> 2-7-1 〜 4 は，それぞれの解説に該当する場面から始まる動画です．動きは一瞬ですので，スローモーションで全体を通した動きもあわせて確認してください（2-7-S）．

01 : 20
2-7-S

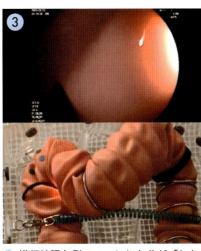
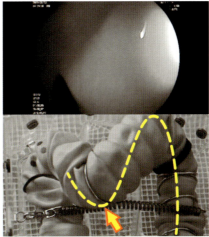

00 : 05
2-7-3

③ 横行結腸左側で push した分が「しなり」として溜まっているので（➡），これを解放して推進力にします

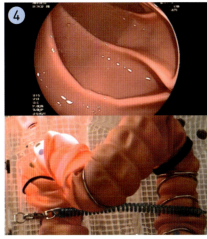
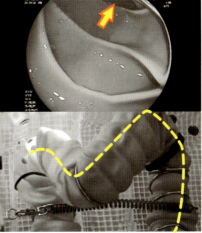

00 : 03
2-7-4

④ down で進みきったら，次は逆方向である up 方向に（上行結腸の）管腔（➡）が出てくるはず

MEMO

イレギュラーのときには②

1）左トルクはかけない

横行結腸の挿入は「左ねじり」と解説されているものがあります．

これは左・右・左と横行結腸を挿入する場合ですので，本方法の「ぱーっくん」挿入は上・下・上と展開するわけですから，横行結腸にきたからといって左トルクはかけません！

そうはいっても，横行結腸を push 挿入するときにうまく押せない場面があるかもしれません．うまくいかないときは，下記のような状況が想定されます．ダメなときは「ちょっと下がってやり直す」が基本です！

2）push がきかない

横行結腸で up ＋ push で進まないとき，力がどこかに逃げてしまっている場合があります．

S 状結腸がループになってしまっていませんか？　完全な直線化はなくてもよいですが，ループの場合はループ解除後に「ぱーっくん」を開始しましょう．

「ぱー」の始まりの頂点は正しいですか？　仰臥位であれば水面が左方向にきているはずです．足側へ正しく頂点がとれていない場合は内視鏡の角度を（もちろん左手の位置を調整して）整えてから push を開始しましょう．S 状結腸は完全に直線化されていなくても，N ループであれば push の角度を少し調整するだけで S 状結腸は曲がったままでも push がきくようになります．

3）down（＝「くん」のあと）後も上行結腸に入らない

横行結腸が肝彎曲のあたりで 2 回曲がっている症例もあります．諦めずにもう 1 回ちょっと小さめの「ぱーっくん」をしましょう．

4）down で内視鏡が進まない

「ぱー」の終わりに赤玉で粘膜を押しすぎていませんか？

内視鏡が粘膜をつるつる滑っていく距離感が必要です．その場で引いてしなりをなくすのではなく，いったん脾彎曲に戻って「ぱー」をやり直しましょう．

横行結腸を抜けた後 肝彎曲から盲腸まで

ここでも慌てて管腔のど真ん中を押さず，「ン」を繰り返して盲腸へ到達です．

S や T が若干たわんだ状態で最終形を迎えているので，ぐいぐい押しても入らないことがあります．ゴールが見えた，と慌てずに，上行結腸でも「ン」をしながら進むようにすると，すんなり盲腸まで到達できます．

Column　イグアナの独り言 ―大腸内視鏡検査ワンポイントアドバイス―

挿入法の「お作法」

　大腸内視鏡挿入法はまさに内視鏡医にとって永遠のテーマです．
大腸の形は症例ごとのバリエーションや，同一症例であってもガスの量など日によってのコンディションも違うので，一つの挿入法にこだわりすぎず，臨機応変にそれぞれの挿入法の良い面を取り入れることは重要です．

　といっても，ある程度得意のパターンはもっておくに越したことはありません（それぞれの挿入法の"流派ごとの"詳しい解説は正書を参考にしてくださいね）．ただ，流派や作法はあっても「これ以外は使っちゃいかん！」などとバカげたことを言うのはナンセンス〜．

　筆者は短縮にはこだわらず，スコープのしなりを推進力に変えることを意識し，内視鏡を右手で強く握らず，左手を動かすことで小さな力で内視鏡先端に力を伝える「パワーレス挿入法」を行っており，もちろんこの方法を完コピできる先生の出現を期待して後輩の育成にもあたっているのですが，これだけが最良の方法と思ってやっているわけではありません．

　筆者自身も進化を目指しており，様々な「お作法」を取り入れ，自分の糧とすることは，一番その場面にあった「道具」を使い分けることと同じで，うまく使えるのなら「道具は」多いほうが良いでしょう．症例や場面に応じて臨機応変に対応するためにも固執しすぎないように．

　最終目標は，自分の流派を拡大することではなく，全国どこでも一流の技術をもった内視鏡医がいる環境を作ること，そして皆で目指すのは「大腸がん死亡ゼロ」であることをお忘れなきように．

第5話
Road to Powerless ―駒澤部長は見た！ パワーレス挿入法誕生秘話―

パワーレス挿入法をもっともっと広めたい！

　学会発表も何度か行いましたが，最初は思ったほどパワーレス挿入法を認知してもらえませんでした．そこで，「この挿入法はきっと女医さんにメリットが大きいに違いない！」と考え，まずは女医さん向けの挿入法としてアピール開始．
　女医のキャリアアップに関する会で発表したり，少人数でのハンズオンセミナーを開催して地道に「広報活動」を続け，やっと徐々に徐々にですが認知してもらえるようになっていました．

　そんななかで，一気に「パワーレス挿入法」の名を広めてくれたのが医師向け某インターネットサイトです．なんと結城の学会発表を特集記事にしていただいたのです！　その効果は予想以上に絶大でした!!　多くの人に「パワーレス挿入法」の存在を知ってもらえ，興味をもってもらうことができました．今回の執筆依頼も，まさにこのネット記事がきっかけでした．それまでは小さなハンズオンセミナーや地元山陰での講演など，草の根運動が主な活動でしたが，そのネット掲載以降は東京や南は福岡，さらに北は青森にまで呼んでいただき，大腸挿入のライブデモや大腸内視鏡挿入法の講演をさせていただけるようになりました．
　結城先生のすごいところは，全くのアウェイでも，さらりとライブデモをやってのけてしまうことです．生まれてこの方，ウン十年，島根県以外で生活したことはないのに，全く臆することなく少ないチャンスをものにしてしまいます．まさにイグアナなみ（？）の心臓です．

　当院は弱小病院で，ネームバリューもなく，黙っていたら講演や依頼原稿の仕事をいただけるはずもありません．以前は結城先生を知ってもらうため，学会の度にちょっとでもお世話になったり学会発表の座長をしていただいたりした有名教授や先生方のところに「飛び込みご挨拶」に結城先生を連れてまわり，「うちの結城をお願いします！　何か仕事がありましたら何なりと結城にお申し付けください！」とぶっつけで依頼をして回っていました．実際，自分にはそれくらいしかできることがなかったのですが，実際に原稿や講演の仕事を頼んでくださる先生もおられ，「さすが大物は違う!!」と２人で感激することがあり，多くの方に助けていただきながらここまでやってくることができたことに心から感謝しています．

　結城先生はどんなやっかいそうな仕事も必ず二つ返事で引き受け，その仕事をきちんとこなして結果を出せる努力と才能をもっています．仕事を頼まれたら必ずその場で「Yes」の返答をすることに決めているそうです．本当にできるかどうかはその後で考えて「何とかする」んだとか……．その結果，多くの先生方にかわいがってもらっています．ホントに大したものです．今では，学会会場などで「ウチの部長の駒澤です」と有名な先生に紹介してもらっている状態です．

内視鏡医にとって，大腸内視鏡挿入は「永遠の課題」といっても過言ではないかもしれません．口に出しませんが，多くの内視鏡医は患者さんのためにも自分のためにも「大腸挿入をもっと上手になりたい」と思って日々診療にあたっているに違いありません．
　「パワーレス挿入法」がすべての内視鏡医にとってベストな挿入法とは思っていませんが，理論的にも実践的にもシンプルなこの挿入法は，現在の挿人手技に，一部を取り入れるだけでも，挿入法を見直したり飛躍させたりする大きなきっかけとなってくれるに違いないと確信しています．
　パワーレス挿入法を解明するために多くの時間を費やす必要があったため，本当は皆に教えてしまうのは「もったいない」気もしなくはないですが，そこは私の器の大きなところを猛アピールするために，そんな思いはおくびにも出さず，これからもパワーレス挿入法の輪を広げていきたいと思っています．

　最後に，この本をきっかけにもっともっと多くの先生方に「パワーレス挿入法」を知っていただくことで，内視鏡医自身も挿入が上達して（結城先生のように）毎日楽しく仕事ができるように，さらにはもっともっと多くの患者さんが大腸内視鏡を受ける機会が増えることで，大腸がんで苦しむ人を1人でも減らせるようになることを心から願って終わりにしたいと思います．

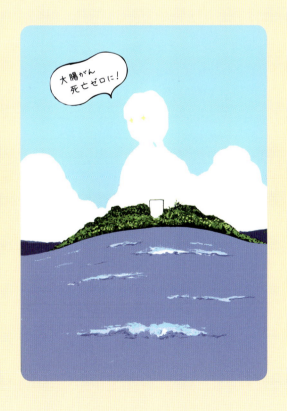

あとがき

　私は何といっても内視鏡が大好きです．特に大腸内視鏡が大好きです．

　もちろん医療行為ですから楽しみだけではいけませんが，まあ毎日楽しく内視鏡検査をしています．

　そもそも何科に入局しようかと考えていたとき，様々な科が候補には挙がっていましたが，消化器内科をポリクリで回ったとき大腸内視鏡をしていた女医さんをみて「私にこれをやらせて！！！！」と電撃入局を決めました．もちろんすぐには上手にはなりませんでしたが，楽しく続けているうちに一歩一歩上達の手応えを感じることができ，そして今でも毎年少しずつ上達している実感がありますもん．

　この楽しさを伝えるため，そして子育てしながら続けてきた苦労も知るからこそ…と，私がこの数年取り組んでいる「女性医師キャリア支援」とも合わせ，数年前から主に県内の若い先生を対象に「若手内視鏡医のための大腸内視鏡挿入法講座」を開催しています．

　実際の挿入動画解説を交えたスライドでの座学やコロンモデルでのハンズオンセミナーを，不定期ですが年間10回程度土曜日午前を中心に行っており，みんなで「ぱーっくん！」と声を出しながらコロンモデルでの練習をしています．

　そもそもこの講座をはじめる時も内視鏡挿入法を言葉で伝えるのはなかなかの道のりでした（詳しくは本書のコラム「Road to Powerless」を参照）．

　そのとき使用していたスライドや資料をもとに金芳堂さんにご協力いただけることとなり，書籍化ということになったのですが，これまたスライドはわたしの身振り手振りやしゃべりがあるからわかってもらえるところを紙面で伝える，というのは正直当初予想していたよりずっとずっと難しかったです．

　時間や労力を使っていただいた担当である金芳堂の藤森様，とても大きな支えになってくださった駒澤部長にこの場を借りて深謝いたします．

　本書を手にとっていただいた先生に「大腸内視鏡は楽しい！」と言っていただけるように，患者さんに苦痛のない検査を受けていただけるように，そして大腸内視鏡検査中に検査医と患者の明るいおしゃべりや笑い声が聞こえる内視鏡室が全国に広がりますように！

結城美佳

執筆者紹介

著者

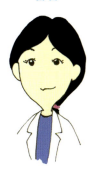

結城美佳（ゆうき・みか）

出雲市立総合医療センター 内科副部長 兼 内視鏡センター長
（※ 2020 年 1 月より出雲徳洲会病院内視鏡センター長）
1997 年島根大学医学部医学科卒業．島根大学第二内科入局．
趣味は内視鏡検査（趣味と実益！）．内視鏡がとにかく大好きで，内視鏡をしていると機嫌も体調も良くなる．ただし大きなアクセルに小さなブレーキしか備えていないので，興奮すると暴走してしまうことも（?!）．二児の母で，子育て中の若手女性医師の支援を行うことを使命としている．
「大好きな内視鏡を若手医師にも大好きになってもらうために頑張ります！」

執筆協力者

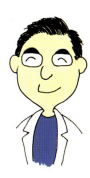

駒澤慶憲（こまざわ・よしのり）

出雲市立総合医療センター 内科部長
（つまり結城の上司．時に不可解な行動をとる結城の良き理解者）
（※ 2020 年 4 月より出雲徳洲会病院消化器内科部長）
1995 年島根大学医学部医学科卒業．島根大学第二内科入局．
趣味はアルトサックス．特技は結城の暴走を大きなブレーキで制御すること．「暴走する結城を止められるのはオレしかいない」と豪語するが，口ほどではない．パワーレス挿入法の"第 1 発見者"であり"世界で 2 番目の使い手"．
「本書の創刊にあたり，ほかの人に伝えられるよう，言語化（= 日本語訳）に多大なる尽力ありがとうございました」（by 結城）

イラスト制作（手描きイラストのみ）

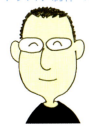

鐘築嘉彦（かねつき・よしひろ）

中学校美術教諭．
燃料はビール．実は結城の義弟．
今回のギャラは「ビールご馳走する」だけでイラスト作成してくれました．
「よしひろさんありがとう！」（by 結城）

索引 INDEX

和文

あ

アウトコース……………………… 28, 41〜43
アングル ………………………… 37, 39, 42, 49
　　　──upアングル ………… 49, 54, 58, 67, 70
　　　──downアングル …… 50, 54, 67〜70
赤玉 ……………… 21, 37, 39, 42, 67, 70, 72

う

ウエイトレス（のポーズ）……… 48, 49, 54, 55,
　57〜60

お

押しすぎ禁 ……………………… 9, 26, 28
横行結腸 …………………………… 65, 72

か

カーブ……………………………… 50, 54, 60
ガーゼの持ち替え ……………………… 20
下行結腸 ……………………………………… 60
回転…4〜7, 9, 11, 12, 14, 15, 24〜26, 36〜38,
　51, 56〜58, 60
肝彎曲…………………………… 20, 68, 72
患者の姿勢 ……………………………………9

き

気腹 ……………………………………… 22
基準のヒダ …………………………… 36, 42
基本の構え（ポジション）……… 6, 11, 12, 20
距離感…………………… 10, 21, 44, 69, 72

く

グリップの持ち方 ………………………… 2
屈曲 ……………………………………… 40

け

憩室 ……………………………………… 59

し

しなり …………… 17, 24, 26, 49〜51, 57, 71
十二指腸SDA ……………………… 52, 53

す

スコープ ………………………………… 17
　　──スコープシャフト……… 11, 37〜41, 43
　　──スコープネック … 6〜8, 15, 16, 55
　　──スコープの位置 …………………5
　　──スコープの動き ……………… 14
　　──スコープの回転 …………………4
　　──スコープの持ち方…………………2
　　──スコープ全体の形……………… 11
ステッキ現象………………………… 39〜41

せ

穿孔 ……………………………………… 22
蠕動 …………………………………… 55, 59

そ

送気 ………………………………… 22, 23
送水 ……………………………………… 23
挿入困難例 ……………………………… 17
挿入時間 ………………………………… 13

た

たわみ…………………… 9, 45, 60, 65, 68
体外ループ ……………………………… 12

ち

直線化………… 26, 27, 42, 52, 54, 59, 65, 72
腸管損傷 …………………………… 13, 21
腸管の屈曲 ………………………… 40, 41

て

てこ（てこの原理）…………… 4, 11, 15, 24, 25

と

トルク ……………… 9, 24, 30, 54, 60, 72
疼痛 ……………………………………… 13

な

内視鏡室 ………………………………… 11
内視鏡室の配置 …………………………7
内視鏡の基本の構え………………………4

78

内視鏡の特性 …………………………… 17
内視鏡の持ち方 ………………………… 3

ね
ねじれ ……………… 12, 24 〜 26, 39, 45, 58

は
バルーン内視鏡 ………………………… 17

ひ
左手首 …………………………………… 2, 4
左手の位置 ……………………………… 4
左手の動き ……………………………… 15
　──あげる／おこす ……… 6, 7, 15, 55, 57
　──外転 ………………………………… 8
引きすぎ禁 ………………… 26, 49, 60, 65
脾彎曲 …………………………………… 20, 60

ふ
フード ……………………………………… 38, 44
腹満対策 ………………………………… 22

ほ
ポジショニング ………………………… 4, 11, 52

み
右手の位置 ……………………………… 9
右手の動き ……………………………… 14
　──寄せる ……………………………… 14, 56

め
面を形成する …………………………… 11

も
モニター画面 …………………… 14, 16, 35
盲腸 ……………………………………… 13, 72

や
痩せ型 …………………………………… 59

ゆ
ユニバーサルコード …………………… 2, 3

癒着例 …………………………………… 27

る
ループ ………………………… 17, 65, 72
　──ループ形成 ………………………… 43
　──ループ法 …………………………… 26
　──体外ループ ………………………… 12

欧文

C
COPD …………………………………… 22

D
down …………………………………… 56, 58
　──downアングル ……… 50, 54, 67〜70

M
mid-T …………………………… 28, 66, 69

P
push ………… 9, 13, 26, 28, 37, 39, 42, 43, 50, 60, 67, 70 〜 72
pull ……………………………… 42, 60, 69

S
SDj ……………… 14, 20, 28, 30, 49, 56, 58
S状結腸 ………………………… 27, 51, 72

U
up ………………………………………… 56 〜 58
　──upアングル ………49, 54, 58, 67, 70

W
weak point ……………………………… 28, 59

79

MEMO

MEMO

MEMO

本邦初！目からウロコ！
パワーレス大腸内視鏡挿入法マスターガイド【Web動画付】

2019年12月1日 　第1版第1刷 ©

著　　　者	結城美佳　YUUKI, Mika
発　行　者	宇山閑文
発　行　所	株式会社金芳堂
	〒606-8425 京都市左京区鹿ケ谷西寺ノ前町34 番地
	振替　01030-1-15605
	電話　075-751-1111（代）
	https://www.kinpodo-pub.co.jp/
組版・装丁	naji design
印刷・製本	シナノ書籍印刷株式会社

落丁・乱丁本は直接小社へお送りください. お取替え致します.

Printed in Japan
ISBN978-4-7653-1797-9

JCOPY ＜(社)出版者著作権管理機構 委託出版物＞
本書の無断複写は著作権法上での例外を除き禁じられています. 複写される場合は, そのつど事前に, （社）出版者著作権管理機構（電話 03-5244-5088, FAX 03-5244-5089, e-mail : info@jcopy.or.jp）の許諾を得てください.

●本書のコピー, スキャン, デジタル化等の無断複製は著作権法上での例外を除き禁じられています. 本書を代行業者等の第三者に依頼してスキャンやデジタル化することは, たとえ個人や家庭内の利用でも著作権法違反です.